KB124885

암도
낫는다

암도 낫는다

奇埈成 편저

중앙생활사

전국민 개암(皆癌), 개당뇨병 시대가 오고 있다

고도산업사회가 되면서 물질적으로는 풍요로워졌다고 하지만 환경은 크게 오염되고 암, 당뇨병 같은 생활습관병이 날로 격증하고 있다.

이 추세대로 가면 머지않아 지구상에는 집집마다 암환자나 당뇨병 환자가 있게 되는 국민 개암(皆癌)·개당뇨병 시대가 될 것으로 예상된다.

그런데도 지금의 의료제도로는 뾰족한 방법이 없고 그저 조기검사, 조기발견만을 주장하고 있는 실정이다. 대안 없는 조기발견은 조기치료해서 도리어 조기악화, 조기사망에 이르게 하는 우

(愚)를 범하게 할 뿐이다.

생활습관병이란 인체를 침습(侵襲)하는 강압적이고 공격적인 약물요법으로 치료되는 것이 아니고, 잘못된 생활습관과 먹거리의 내용을 바꿔 스스로 자연치유되게 해야 하는 것이다.

지난 수세기 동안 우리가 살고 있는 지구에는 갖가지 병이 만연했다. 14세기의 문둥병, 15세기의 페스트, 16세기의 매독, 17~18세기의 천연두(天然痘), 19세기의 성홍열(猩紅熱)과 폐결핵 따위가 만연했으며 금세기에는 암, 당뇨병, 에이즈 따위가 그 대표적인 것들이다.

그러나 과거에 맹위를 떨쳤던 당시의 병들은 지금에 와서는 골동품처럼 여겨지고 있다.

그러면 과연 무엇이 그 병들을 과거의 것으로 만들었을까. 의학인가? 아니다. 그럼 약인가? 그 또한 아니다. 의학이나 약제가 그것들을 진압한 것은 아니었다. 한때 맹위를 떨쳐 수십만, 수백만 명이라는 희생자를 낸 다음 그 병들은 제풀에 꺾여 스스로 없어져 버렸다고 함이 정확한 표현일 것이다.

왜냐하면 본디 인간의 체질이란 것은 유동적인 것이고, 동시에 역사와 더불어 부단히 변화하는 것이기 때문이다. 두말할 것도 없이 그 시대의 생활양식이나 식생활의 내용이 체질을 변화시키게 되므로 그 체질에 깃들이는 병 또한 자연히 변화하게 마련이다. 그렇기 때문에 새로운 병이 등장했다가는 자연소멸(自然消滅)

되어 가는 것이다.

어느 시대를 막론하고 그 시대의 오서독스(orthodox : 정통)한 의학은, 그 시대의 역병(疫病)에 대해 거의 무력했었다.

현재 해마다 1,000만 명 이상의 목숨을 빼앗아 가고 있는 '금세기의 암'도 역사적으로 살펴볼 때는 그러한 병의 하나일 뿐이다. 그것은 현대의학, 생물학, 영양학 등의 잘못된 지식이 인간을 암에 걸리기 쉬운 체질로 만들어버린 결과이다.

그러므로 그 잘못을 알고 생활조건이나 음식물을 바꾸어서 체질 개선을 꾀하는 것 이외에 근본적인 대책은 없는 것이다.

그 사람의 위크 포인트(weak point)에 생기는 암종(癌腫)은 혈액의 혼탁에 대한 하나의 적응반응으로서의 조직증식이며, 그 주된 생리기능은 혈액의 혼탁을 없애기 위한 '정혈장치'라고 보아진다.

이런 견지에서 볼 때 암종의 존재는 오히려 감사해야 할 것이지 결코 공포의 대상으로 생각되는 것은 아니다. 다시 말해서 '무병단명(無病短命), 일병식재(一病息災)'라 하여 병이나 그 증상을 선으로 보는 동양의학적인 태도도 반드시 알아둘 필요가 있는 것이다.

생명은 본래적인 자연치유력을 내재하고 있다. 육체에 상처가 나고 병이 생겨도 스스로 추스르고 제어하는 힘, 자기복원력과 재생력, 정화력(淨化力)이 있기 때문에 본래의 모습으로 회복되는 것이다.

그러한 힘이 없으면 조그만 상처가 나고 외부의 침습(侵襲)을 당해도 전체의 파괴로 이어져 생명은 끝내 존속할 수 없을 것이다. 그러한 힘을 '자연치유력' 또는 '면역력' 이라고 부른다.

이 책을 보고 그러한 생명 본래의 힘을 점화시키는 계기가 되어 생명의 불길을 훨훨 타오르게만 하면 어떠한 난치병이라도 설사 말기암, 전이암이라 해도 스스로 자연퇴축되는 기적을 창출할 수 있다.

오직 거기에 희망을 걸고 용기 있게 정진하는 사람은 광명으로 향하는 인간 승리를 성취할 수 있을 것이다. 내 건강, 내 인생은 내 마음 먹은 대로 이뤄질 수 있는 것이다.

그러한 자신감의 이미지를 마음속에 확고히 구축하는 사람만이 그 길의 문을 열 수 있다. 그 길잡이가 되고자 하는 데 이 책의 뜻이 있는 것이다.

白牛山人 80翁 기준성(奇埈成)

차 례

2장 암 두렵지 않다

3장 기준성(奇埈成) 회장의 암 자연건강법 어록(語錄) …163

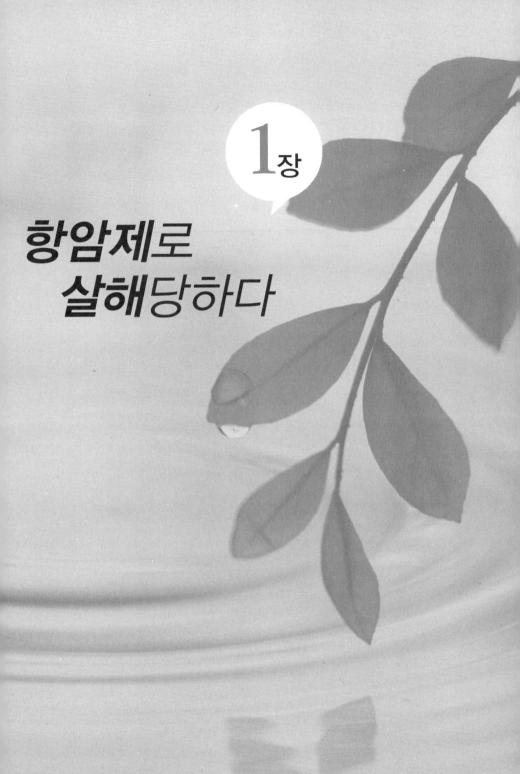

1장

**항암제로
살해**당하다

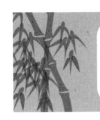

화제의 책
《항암제로 살해당하다》의 감수사

이 책은 보통 책이 아니다. 허투루 보고 넘길 책이 아닌 것이다. 깊은 뜻이 있고 천금(千金)의 무게가 실린 책이다.

내가 만난 저자 후나세 슌스케(船瀬俊介) 씨는 국제적으로 이름난 환경운동가로서 소비자를 위해서 몸소 앞장서서 싸우는 시대의 호프이고 의협심이 강한 쾌남아(快男兒)다.

환경, 건축, 건강 등에 관한 많은 저서를 써서 당대에 크게 회자(膾炙)되고 시기적절한 문제 제기를 잘 하는 이 시대를 선도하는 시민운동의 기수인 것이다.

젊어서 일찍이 요가, 마크로비오틱(Macrobiotic : 正食健康法) 등으로 심신을 수련한 탓인지 소식(少食) 생활을 실천하여 군살이 없는 균형 잡힌 몸매는 마치 육체미의 본보기처럼 다부지고 지칠 줄 모르는 정력적인 활동가의 모습이다.

저자는 밤에 주로 원고를 쓰고 낮에는 전국의 현장을 돌며 순회강연을 하는 등 쉴 새 없이 바쁜 일정이 꽉 짜여있어 가위 초인적이라 할 만했다.

본서 《항암제로 살해당하다》(중앙생활사 발행)에 앞서 그가 쓴 주요 저서 중에는 《목조혁명(木造革命)》, 《자연주택》, 《콘크리트주택에서는 9년 일찍 죽는다》, 《광우병(狂牛病)과 부엌혁명》, 《먹거리로 길들여진 식민지(食民地) 일본》, 《아직도 고기를 먹다니요》, 《암에 걸리지 않겠다》, 《기상이변》, 《전자파 피폭》 등이 문제작으로 꼽히고 있다.

그 중에서도 《콘크리트주택에서는 9년 일찍 죽는다》는 책은 한국판이 나와 있는데, 환경에 관한 시사점을 많이 담고 있어 KBS 방송에서 저자가 살고 있는 주거 현장까지 방문 취재하여 KBS 창사 60주년 기념 '환경 스페셜' 특집 프로로 TV에 두 번이나 방영한 일도 있다.

내가 일본을 방문했을 때 저자는 바쁜 일정을 제쳐놓고 이틀 동안이나 나와의 만남에 틈을 내서 심도 있는 담론 교류를 하였고, 일본 건강잡지 〈자연의학(自然醫學)〉의 지상 정담회(鼎談會)에 함께 참석하는 등 각별한 예우로서 나를 맞아주니 서로 의기상합(意氣相合) 교감이 잘 되어 헤어졌던 오랜 지기(知己)를 다시 만난 듯 망외(望外)의 기쁨이 컸었다.

저자가 가장 존경해 마지않는 인생의 대선배를 만난 기쁨이라고까지 나에 대한 과분한 찬사를 아끼지 않았는데 그것은 나에 대해서라기보다 나의 파란 많은 인생 역정에 투영(投影)된 한민족의 모진 시련의 수난사에 대한 경의의 표시이며, 일본 최고 지성인의 한 사람이 갖는 양심의 소리로서 꺾이지 않는 역사의식의 발로였다고 생각한다.

그가 태어나기 전에 일제 식민주의 체제의 전 세대들이 호전적인 군국주의에 휘말려 천방지축으로 저지른 죄업(罪業)까지도 동족으로서 책임을 지려는 자세와 시공(時空)을 넘어 속죄하는 마음을 지닌 그 사람이야말로 진정한 의인(義人)의 진면목(眞面目)을 보여주는 듯 하여 큰 감동을 받았다.

그가 쓴 책들이 독자에게 진한 감동을 주는 까닭이 바로 그러한 정의감으로 쓴 진솔하고도 겸손한 인품의 소산임을 미루어 알 만하다.

白牛山人 80翁 기준성(奇埈成)

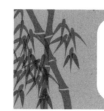

《항암제로 살해당하다》의 저자 후나세 슌스케(船瀨俊介) 씨 메시지

❋ 가장 존경해 마지않는 기준성(奇埈成) 선생님

기준성 선생은 내가 가장 존경하는 한국분이다.

헤아릴 수 없을 만큼의 많은 한국 사람들을 업병(業病)인 암으로부터 구해오신 일도 이유의 하나이지만 그것만이 아니다. 내가 기 선생이 걸어오신 인생의 행로에 커다란 감동을 느끼기 때문이다. 그의 큰 바다 같은 깊이와 너그러운 인품에 말로는 표현할 수 없을 정도의 영향을 받았다.

맨 처음 선생을 만났을 때 '어쩌면 저렇게도 자애로움이 가득한 분이 있을까' 라는 생각이 들었다. 한국에는 대체로 엄한 풍모를 가진 분들이 많다. 그런데 선생은 흡사 아미타여래불과 같은 온화한 미소를 눈가에 담고 있었다. 그것은 마치 모든 죄업(罪業), 고통, 번뇌를 감싸 안아주면서 치유와 평안의 길로 이끄는 구원의 미소를 눈가에 담고 있는 듯 했다.

나는 선생의 유소년 시대로부터 오늘날에 이르는 인생의 궤적(軌跡)을 읽고, 몸과 마음이 떨리는 것을 느꼈다. 그것은 내가 일본인의 한 사람으로서 느낀 죄의식의 일단일는지도 모른다.

일제 지배 36년……. 한국에서는 삼척동자라도 다 알고 있는 이 말을 태반의 일본인들은 모른다. 아니 모른 척한다. 나는 일본인의 한 사람으로서 견디기 어려울 만큼 부끄럽다.

❖ 권력의 탄압에 항거했던 반생

기 선생은 소년시절 '한국어로 시를 읽는 모임을 갖자'는 취지로 독서회를 만들었는데 이로 인해 반 년간 감옥에 갇히는 몸이 되었다. 순박한 소년을 왜 그리 했을까?

"당시 나는 18세였는데 불령선인(不逞鮮人 : 불온하고 불량한 조선사람이라는 뜻으로, 일본 제국주의자들이 자기네 말을 따르지 않는 한국사람을 이르던 말)이란 것이었지요. 그때는 일제 식민지 체제하에서 일어 상용을 강요당하여 조선사람이 조선말을 해도 비국민이라 하여 벌을 받는 가혹한 시절이었습니다."

선생은 온화하게 웃는 얼굴의 눈을 가늘게 뜨고, 담담한 표정으로 당시를 회상하는 것이었다. 나는 온몸이 화끈거리듯 수치심에 사로잡혔다. 당시의 식민지에서의 일본인들의 악랄한 죄과에 대해서 그저 모든 잘못도 너그러이 용서해주는 미소로 응해주신 선생의 덕의 깊이에 압도당했던 것이다.

이러한 에피소드도 있다.

선생이 중학생일 때 일본인 교사가 도둑질을 한 일본인 동급생을 두고 이렇게 꾸짖었다.

"조선인 같으면 몰라도, 넌 일본 남아로서 부끄럽지 않으냐!"

그러자 차분한 기 소년은 무의식중에 이렇게 소리를 지르며 일본인 교사에게 달려들어 따귀를 때렸다.

"일본인들은 우리나라를 훔치지 안했는가! 일본인이야말로 큰 도둑이다!"

나는 선생의 자서전에서 이 대목을 읽고 가슴이 후련해짐을 느꼈다. 선생을 처음 뵈었을 때 나도 모르게 박수를 쳤다.

"선생님! 말씀 그대로입니다. 잘 때려 주셨습니다."

선생은 그저 조용히 눈을 가늘게 뜨실 뿐이었다.

당시의 일본인은 도둑만이 아니었다. 더 큰 강도단, 살인귀이고 약탈자였다. 그 죄과의 깊이에 생각이 미친 나는 어지러움을 느낄 정도였다.

당시 젊은 기 선생의 행위에는 단 한 점의 잘못도 없다. 그의 한 점 흐림 없는 정의감은 아름답고 장엄하기까지 하다. 그러나 그것으로 인해서 선생은 철저한 탄압을 받았다. 여러 번 투옥되었고 그때마다 선생의 내면에는 민족해방의 뜨거운 생각이 타올랐다.

그렇게 하여 해방 전에는 항일운동, 후에는 군사독제정권에 대한 민주화운동에 몸을 바치게 된 것이다.

✿ 11년의 옥중생활 - 생쥐와의 만남

여러 번에 걸친 투옥으로, 독방에서의 옥중생활은 통산 11년에 달했다. 옥중에서의 고독, 고뇌, 절망……. 그것은 우리들 범인의 상상을 훨씬 뛰어넘는 역경이었다.

선생의 자서전을 통해서 그러한 절망에서 구해준 것은 한 마리의 작은 생쥐였다는 사실을 알고 나는 깊은 감회에 사로잡혔다.

"견딜 수 없는 고독을 가시게 한 것은 독방의 마룻바닥에 있는 작은 구멍에서 얼굴을 내민 한 마리의 쥐였다. 그것은 이 세상에서 만난 최상의 벗이나 다름없었다. 때로는 쥐의 모습이 나타나지 않을 때 친구를 잃은 것 같은 생각이 들어 슬퍼지기도 했다. …… 독방의 창 밖에는 새가 물어 왔는지 수박의 씨앗이 싹을 틔우고 있었다."

생명의 경이로움, '모든 생명은 큰 뿌리에서 이어져 있고 더불어 살고 있다' 는 외경심(畏敬心)에서 선생은 하나의 깨달음에 도달한 것이다.

'극악무도한 권력자를 미워만 하고 있으면 구원은 없다. 아무리 미물인 작은 생명체까지도 스스로 건실하게 삶을 영위(營爲)하고 있다.

그렇다. 가해자, 피해자를 가릴 것 없이 적과 동지를 초월하여 동일하게 주어진 생명을 반기고 소중히 여기며 소임을 다하는 길만이 진실한 구원의 길이 아니겠는가.'

이는 위대한 종교가의 깨달음과 같은 큰 계시의 순간이 아니었는가라고 생각된다.

여러 번에 걸친 사경(死境)에서 구해준 어머니의 기원

기 선생의 반생은 다시금 역사의 큰 소용돌이에 휘말려 들어간다.

한국전쟁에서는 본의 아니게 전쟁의 와중에 휩쓸리게 되어 옥석이 뒤섞여 피로 피를 씻는 골육이 상잔하는 광란의 처형장에 끌려가게 되었다.

이제 다음은 자기라고 순번을 기다리는 순간 "좀 기다려. 이리 와 보라"는 소리가 등 뒤에서 들렸다. 이게 웬일인가. 그는 옛 소작인의 아들이었다. 이렇게 기적 같은 우연으로 죽음의 문턱에서 구제된 것이다.

이러한 기적은 한두 번이 아니었다. 처형 직전에, 혹은 죽음의 소용돌이 속에서 그야말로 간발의 차로 우연에 의하여 서너 번씩이나 죽음의 늪에서 구제되었다. 그러나 우연에 의해서 그만한 기적이 일어날 수 있는 것일까?

선생은 구사일생으로 생명을 지탱하고 기적적으로 고향에 돌아왔을 때 그 기적의 진실을 알게 되었다. 마을 사람들이 이렇게 말했던 것이다.

"자네가 죽을 고비를 넘긴 것은 우연이 아닐세. 자당께서 매일 매일 자네가 옥중에서 6·25 동란을 겪고 생사를 모르는 행방불명된 후 3년간을 하루도 빠짐없이 정화수를 떠놓고 목욕재개하면서 지성으로 아들의 무사안전을 위해서 천일기도를 하셨네. 그것은 동네사람이 다 아는 일일세. 아마 어머니의 큰 사랑이 자네를 구한 것일세."

어머니의 정성어린 기원이 시공을 초월하여 자식을 사지에서 구해내는 기적을 이룬 것이다. 기 선생은 미소를 머금으면서 담담하게 이렇게 말씀하셨다.

"나는 그때까지 사회주의라 할까 유물론자이었지요. 그런데 사람들의 기원, 간절한 소원 등의 힘을 알게 되었고 마음의 힘이 크다는 것을 깨달았습니다. 일념(一念)으로 기도 드리는 마음이 눈에 보이지 않는 큰 힘에 작용하여 때로는 기적도 일으킨다는 것을 믿게 되었습니다."

✽ 생명은 이어져 있다 - '모든 것을 용서하자'

이 체험이 그 후의 기 선생의 삶을 결정하였다.

'투쟁과 미움 속에서 살아온 지금까지의 삶은 언제나 괴롭고 고통스러웠고, 잘못이었다. 가해자인 권력자도 그들의 마음이 편치는 않

앓을 것이다. 그들도 격동하는 민족의 수난기에 정신적인 피해자임
은 마찬가지다. 증오하는 마음을 버리고 모든 것을 용서하자.'

이렇게 하여 선생은 '증오의 철학' 으로부터 해방됨으로써 험했던
인상도 차츰 누그러지고, 명랑하게 밝아지는 자신을 느꼈다. 또한 역
사와 사회가 자기에게 바라고 있는 것이 무엇인가를 깨달았다.

그것은 바로 '생명을 구제하는 일' 이었다. 그것은 '마음' 과 '자연'
이 갖는 힘의 위대함을, 사람을 살리는 방향으로 돌린다고 하는 치유
의 방법론이다. 거기에는 인지를 초월한 경이로운 힘이 있다. 그래서
선생은 감방에서 한 마리의 생쥐로부터 얻은 깨달음 즉, 모든 생명을
구제하는 길을 선택한 것이다.

그리하여 자연건강법을 의도(醫道)의 진리로 삼아 50년 이상 연구
를 일관되게 추구하면서 오늘날에 이르고 있다. 선생의 자연건강법
의 근간은 정식(正食)이다. 선생은 한국자연식운동 즉, 정식운동의 원
조나 다름없는 명실상부한 일인자이다.

또한 약 30년 전, 일본의 전후의학계의 선구자 모리시타 게이이치
(森下敬一) 박사의 저서 《암 두렵지 않다》를 번역하여 국내에 소개하
였으며, 그 후 기 선생과의 공저로 해서 다시 출간하여 15만 부나 나
간 장기 베스트셀러가 되었다.

나아가 선생은 부항치료기를 고안하였는데 모리시타 박사는 "정혈
요법 치료기로서 매우 탁효가 있다"고 격찬을 하였다. 저술활동 또한
왕성하게 하시여 저서와 역서가 모두 44권에 이른다.

암을 미워하면 안 된다 – '몸속으로 아미타여래불이 들어오셨다' 고 생각하라

기 선생은 지금까지 수많은 암환자를 비롯하여 난치병 환자를 위해서 자연치유의 방법을 지도해 오셨다고 한다.

최근 나는 기 선생과 일본 전후의학계의 선구자인 모리시타 박사와의 3인 정담의 기회를 가졌다. 그때 기 선생은 이렇게 말씀하셨다.

"나는 암환자가 오면 '암을 미워해서는 안 됩니다' 라고 타이릅니다. '그것은 당신의 몸에 아미타여래불이 들어오신 것입니다. 매일 감사하는 마음으로 몸 안의 부처님께 경배하세요' 라고 말해줍니다."

자애롭게 미소 짓는 선생의 얼굴에서 나는 궁극적인 암 치료의 길을 찾아냈다는 생각이 들었다.

암환자가 맞게 되는 최대의 적은 스트레스다. 나는 이 책《항암제로 살해당하다》를 집필하기 위해서 10명 이상의 암전문의들을 취재하였다.

그 대부분의 의사들이 ① 항암제, ② 방사선 치료, ③ 수술의 '암 3대 치료' 를 부정하였다. "그렇다면 암을 고치는 최대의 치료법은 무엇입니까?"라고 물으니 '웃는 일' 이라고 똑같이 대답하였다. 웃음이야말로 신과 부처님이 우리에게 주신 최대의 지복(至福)이라 할 수 있다. 활짝 웃고 있을 때 '마음' 은 고통으로부터 해방되는 것이다.

취재의 대상이 된 많은 의사들이 "암에 걸리는 것이나, 낫는 것은 마음에 의한 것이 70%이다"라고 대답하는 것에는 놀랐다. 현대의학을 이수한 의사들조차 '마음가짐' 여하에 따라 '암은 낫는다'고 확신하고 있는 것이다.

여기에 기 선생이 암환자를 타이르는 '아미타여래가 몸속에 들어오셨다'는 가르침이 깊은 뜻을 갖는다.

몸속의 암종양을 증오하고 두려워하면 그것은 체내에 독소호르몬인 '아드레날린(노여움의 호르몬)'을 충만시켜 그것이 면역세포(림프구)를 격감시켜 버린다.

이와 반대로 감사의 마음을 가지면 체내에 쾌락호르몬인 '엔도르핀'이 넘쳐흘러 그것이 면역세포(림프구)를 증식시키는 것이다.

나아가 이 올바른 마음가짐에 올바른 식사 등을 하면, 암세포가 스스로 소멸되는 것이 바로 도리에 맞는 일이다.

✳ 암환자의 80%는 치료에 의해서 '살해' 된다

일본에서는 매년 31만 명의 암환자가 목숨을 잃고 있다.

많은 의사들은 "그 중 25만 명 가까이가 실은 암이 아니고, 항암제의 맹독성이나 방사능 치료의 유해성, 수술로 인한 후유증으로 살해된다"고 놀라운 증언을 하고 있다.

어느 대학병원의 의사가 그 병원에서 1년간 사망한 암환자의 사망원인을 규명한 결과, 놀랍게도 '80%가 암에 의해서가 아니고 항암제 등의 암 치료가 원인이 되어 죽었다(살해되었다)'는 것이 판명되었다고 한다. 그러한 사실 규명의 의학 논문을 학장에게 보였더니 이렇게 말하며 그 자리에서 찢어 없앴다는 것이다.

"이러한 진실이 환자에게 폭로되면, 어떤 소동이 벌어질지 생각이나 해보았는가."

이와 같은 아우슈비츠의 대학살에 버금가는 사실에 모골이 송연해진다. 이러한 '의료살육'의 현실은 아마 한국에서도 동일할 것이다. '암산업'이란 거대한 돈벌이 사업이 세계의 의학계에 만연하고 있기 때문이다.

금번에 졸저 《항암제로 살해당하다》가 기 선생에 의해서 소개됨은 정말 요행에 가까운 큰 행운으로 생각한다. '증오의 철학'에서 '자애의 깨달음'에 이른 기 선생의 손을 거쳐 이 책 한 권이 한국에서 암환자들을 모두 고통과 절망의 늪에서 건져 올려 생명의 찬가를 구가하는 날을 초래하는 데 일조가 되기를 마음으로부터 바라마지 않는다.

오쿠무사시(奧武藏)의 산장에서

후나세 슌스케(船瀬俊介)

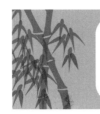

자연의학 지상좌담회
'의학혁명의 봉화 오르다'

" 자연의학의 기운이 성숙되다 "

월간 〈자연의학〉 2005년 9월호 게재
참석자 : 후나세 슌스케(船瀨俊介) 환경문제평론가
　　　　 모리시타 게이이치(森下敬一) 국제자연의학회 회장
　　　　 기준성(奇埈成) 한국자연식협회 회장

"**항암제는** 백해무익하다"는 말은 모리시타(森下)자연의학의 임상과정에서 오랫동안 이야기되어온 것이다. 이 상황이 저명한 환경문제평론가인 후나세 슌스케(船瀨俊介) 씨에 의해서, 의료현장의 소리와 함께 후생성(厚生省)의 본심이 의표를 찌른 취재의 결과 드러나 한 권의 책으로 정리되었다.

학생시절부터 모리시타 박사의 저서를 접하여 커다란 영향을 받은 후나세 씨는 그의 저서 《항암제로 살해당하다》에서도 "일본에서는 암 식사요법의 선구자로서 모리시타 박사를 잊어서는 안 된다"라고 적고 있다. 그는 유연한 생각으로 모리시타자연의학 이론을 잘 이해하고 있기 때문에 때로는 과격한 발언으로 현대의학을 비판하고 동시에 의료현장의 암전문의를 방황하는 어린양이라고 우려한다.

26

현대의학의 무력함을 느끼면서도 방향 감각을 찾지 못하고, 앞으로 가야 할 길을 모색하고 있는 현장의 의사들을 모리시타자연의학에 수용하려는 동향이 이제 태동하고 있다.

마침 한국에서 자연건강법의 일인자인 기준성(奇埈成) 회장이 저자와 인터뷰를 위한 방일(訪日) 일정에 월간 〈자연의학〉 지상 정담회(鼎談會)를 갖게 되어 그 전문을 소개한다.

모리시타자연의학을 뒷받침하다

기준성 : 한국에서 〈Macrobiotique〉 잡지를 읽고 후나세 선생의 《항암제로 살해당하다》라는 책의 존재를 알게 되었습니다. '실로 대단한 사실이 기술되어 있구나' 하는 생각에서 꼭 한국에도 알리고 싶다는 뜻을 전하였던 것입니다. 그리고 그것에 대비해서, 저자와 함께 한국의 독자를 위한 메시지로서 '지상 정담회' 를 하는 것도 의의가 있다고 생각하여 오늘 이 모임을 갖게 되었습니다.

지금 의료계에 혁명이 일어나고 있습니다. 현대의학은 바야흐로 붕괴의 조짐이 나타나고 있습니다. 그 횃불을 올린 분이 바로 후나세 선생입니다. 모리시타 박사가 몇십 년 전부터 학리적(學理的)으로 주장해온 것을 후나세 선생이 여러 증언을 통해서 그 증거를 보강하였습니다.

한국에서는 항암제로 인하여 죽는다는 것을 알고 있으면서도 제도

권에서는 절대로 발표를 시키지 않습니다. 그러한 면에서 일본에서는 지금 의료시스템에 균열이 가기 시작했다고 말할 수 있겠지요.

후나세 : 모두가 인정하기 시작했다는 것이 중요합니다. 특히 이번에는 항암제에 관해서 후생성의 전문 기술관료와의 전화 인터뷰에 성공했습니다. 녹음테이프를 틀어놓고 환자 행세를 하면서 여러 가지 질문을 했는데, "항암제로 암을 고칠 수는 없다", "항암제에는 발암성이 있다", "항암제를 맞아도 얼마 안 가서 듣지 않게 된다", "항암제의 효과에 관한 평가는 문제가 많다" 등등의 엄청난 내용을 끌어낼 수가 있었습니다.

모리시타 : 나는 대학을 나온 후, 의국(醫局)에 파견되었을 때 교수에게 불려가서 항암제에 관하여 조사를 해달라는 명을 받았습니다. 그래서 반년쯤 걸려서 조사하고 리포트를 제출하였습니다. 그 무렵의 항암제는 '나이트로민' 이라고 불리는 화학제가 주역이었습니다. 그 정체를 조사해본즉, 나이트로젠·머스터드의 나이트로(니트로)이었습니다. 나이트로젠·머스터드라는 것은 저 유명한 이페리트(독가스)입니다. 이페리트를 환자에게 투여하면 그 자리에서 즉사하기 때문에 독성을 약하게 만들어 가스체를 액체로 만든 것이 나이트로민이라는 것을 알게 됐지요.

후나세 : 놀라셨겠네요.

모리시타 : 정말로 기절초풍할 지경이었지요. 제대로 된 정신 상태인가를 생각케 하는 일이었습니다. 이것은 치료하는 것이 아니라 죽이고 있는 것이 아니냐는 것이 솔직한 생각이었습니다.

기준성 : 의사는 환자에게 항암제를 주사하면서, 막상 자기가 암에 걸리면 항암제를 사용하지 않는다고 합니다. 하지만 암에 걸린 의사는 우선 살아남지 못합니다. "암은 낫지 않는다"는 고정관념에 사로잡혀 있기 때문이지요. 암으로 죽은 일본 암센터의 역대 총장들이 그 예입니다.

모리시타 : 1960~1970년대 암센터의 초대부터 4~5대 무렵까지는 전부 암으로 죽었습니다. 제가 그 일을 자연의학지에 쓴 적이 있습니다.

기준성 : 모리시타 박사의 국회증언 때, 암센터의 총장이 "암은 조기 발견하면 낫는다"라고 말하였으나, 이어서 그는 암으로 죽었습니다.

후나세 : 그때의 국회증언을 나도 읽었습니다.

모리시타 : 1966년 4월 7일과 1968년 3월 21일 두 차례에 걸쳐 중의원에 학술참고인으로 소환되어 출석하였습니다. 이는 아키다(秋田)현 선출의 국회의원인 사이토오 겐조(齊藤憲三) 선생이 중심이 되어, 국회의 과학기술진흥대책 특별위원회에서 암 문제를 거론키로 했기 때문입니다. 과학기술청을 만든 분이었기에 상당한 권한도 가지고 있었습니다.

당시에 사이토오 의원은 "매년 고액의 예산을 할당하고 벌써 몇십억, 몇백억이라는 예산을 암 연구에 투입하고 있는데 암환자의 사망률은 전혀 줄지 않는다. 도대체 어떻게 된 것인지 실정을 국회가 조사할 책임이 있다"라고 말했었지요. 두 번 다 나는 "지금의 방법으로는 암 대책은 나올 수 없다"라고 확실하게 진언했습니다.

후나세 : 거기에서 "좋은 항암제가 머지않아 나올 터이니 염려할 필요가 없다"라는 등의 발언도 있었다는데 맞습니까?

모리시타 : 예. 그것은 요시타 육종으로 유명한 요시타 도미조(吉田富三 : 전 도쿄대학교 총장) 박사가 한 말입니다. 그분은 그때 암 연구소의 소장이었기 때문이지요. 거기에 당시 일본을 대표하는 세계적인 암학자들이 집합했었는데 그 가운데 나 같은 소장학자가 발언을 하게 되었지요. 그것은 사이토오 선생이 "모리시타 박사의 의견을 경청해야 합니다. 그는 젊은 학자이지만 흥미로운 주장을 하고 있습니다"라고 말씀해 주셨기 때문입니다.

후나세 : 고마운 일이군요.

모리시타 : 그렇습니다. 그래서 "사이토오 의원, 저는 제 생각을 솔직하게 충분히 말씀을 드리겠는데 괜찮겠습니까"라고 물어본 다음, 지금의 체제로서는 아무리 예산을 쏟아 부어도 안 된다는 것을 국회에서 말했던 것입니다.

실로 현실은 그대로 진행되어 왔습니다. 아직도 암 문제는 전혀 해결되지 않고 있습니다. 두 번의 국회증언에 출석했던 암학자들은 모두 5년 이내에 암으로 사망하였습니다. 살아남은 사람은 나 혼자입니다. 그들은 지금의 내 나이보다 훨씬 젊은 나이에 세상을 떠났습니다.

기준성 : 이로써 승부가 끝난 셈이지요. 역사가 증명해주고 있습니다.

모리시타 : 그러나 이러한 사정을 일반적인 일본인들은 거의가 모르고 있습니다. 이는 대단히 큰 문제입니다.

기준성 : 현대의학의 논리는 매사 과학적 합리주의를 표방하면서 사물의 판단 기준을 중간을 배제한 배중률(排中律)에 의한 '적이냐, 동지냐'라는 흑백논리의 양분법으로 재단하여 암세포를 무조건 적으로 보고 철저히 소탕한다는 입장에서 독가스의 원료와 같은 맹독성의 항암제를 마구 쓰고 있어요. 그 결과 암세포가 소멸되는 것이 아니라 도리어 내성을 갖게 되어 더욱 흉포해지는 반면, 체내 면역기능만 떨어트리는 우를 범하고 있습니다.

이는 마치 미국의 부시정권이 9·11테러 사건을 빌미로 '세계를 테러냐, 반테러냐'로 양분하여 문명의 충돌을 부추기면서 테러리스트를 응징한다는 구실로 삼으면서, 본심은 카스피해 일대의 유전의 석유자원을 지배하려고 아프가니스탄이나 이라크전쟁을 일으켜 맹폭한 것과 똑같아요. 그런 발상은 모두 서구 문명의 반생명적이고 반자연적인 육식민족인 백인 중심의 강자지배 논리에서 비롯된 필연의 귀결입니다.

그러나 세상사는 흑백논리로만 재단되지 않는 일이 더 많습니다. 적도 아니고 동지도 아닌, 흑도 아니고 백도 아닌, 제3의 입장이 더 많은 것이 현실이에요.

그런 점에서 보면 암세포도 무조건 나쁘다고만 할 것이 아니라 나의 평소 잘못된 생활습관을 바꾸도록 일깨워주는 고마운 친구로서 내 생명을 지켜주는 수호천사나 약사여래(藥師如來)의 현신(現身)으로 받들어 모시면서 매일같이 '감사합니다'하는 마음가짐으로 생활을 바꾸도록 정진하면 두려움도 가시고 마음이 편안해지면서 면역기능이 되살아나 얼마든지 자연퇴축의 기적도 체험할 수 있습니다.

역지사지(易地思之)라는 말이 있는데 의사가 환자의 입장에서 보고 환자가 암세포의 입장에서 생각해보면 절로 정답이 나올 수 있어요. 지금 후나세 선생이 주창하고 있는 '항암제로 살해당하다' 라는 문제 제기 후에 무엇이 와야 하는가를 말한다면, 모리시타 박사가 여태껏 지도해온 장관조혈설이나 저서 《암 두렵지 않다》의 내용이라고 할 수 있습니다. 그것이야말로 현행의 암 치료에 관한 진실한 대안입니다.

모리시타 : 나는 서양의학의 잘못을 발견하였고 거기에서부터 자연의학을 창시하였습니다. 그런 점에서 자연의학은 서양의학보다도 이론이 건실합니다. 서양의학의 수많은 잘못을 수정하여 창조한 이론이기 때문입니다. 장관조혈을 시작으로, 경락조혈이나 말초혈액공간 이론 등은 서양의학에는 전혀 존재하지 않으나, 그러한 이론이 있으면 실제의 현상을 설명하기가 쉽습니다.

기준성 : 지금의 서양의학에는 자연치유도 없지만 어혈(瘀血)이란 개념이 없습니다. 그것을 모리시타 박사가 말초혈액공간이론으로 설명하였습니다.

모리시타 : 세망내피계(細網內皮系 : Raticuloandothelial System)라고 옛적부터 불려온 세포와 세포의 틈새, 다시 말해서 타일의 이음새 같은 부분에 이물을 잡아먹는 특수한 세포가 있는 것으로 전해져 왔습니다. 이는 세포와 세포의 틈새를 거쳐서 노폐물이, 이 말초혈액공간으로 나오는 도중의 모습을 말한 것입니다. 세포가 파괴되거나, 혹은 약물로 침해되거나, 혹은 균이 발생했다 등의 문제가 말초혈액공

32

간에서 잘 처리되기 위해서 송출되는 도중의 형태입니다.

후나세 : 말단의 신진대사인 셈이군요.

모리시타 : 바로 그것입니다. 여기서는 혈액이 정지합니다. 혈액이 흐르는 곳에서는 세포와의 대사가 안 되기 때문입니다.

후나세 : 흐르는 도중에서는 바쁘거든요(웃음).

모리시타 : 그렇지요(웃음). 나는 동맥계, 정맥계의 모세혈관이 다 끝이 전부 개방된 것으로 생각합니다. 그 끝에 각종 신진대사의 최종 정리를 하는 기구가 있습니다. 그것은 혈액이 정지하고 있는 공간(말초혈액공간)이 없이는 설명이 불가능합니다.

후나세 : 모리시타 박사의 이론이면 암의 자연퇴축이란 충분히 있을 수 있다는 것이 설명되고 그렇게 생각하는 것이 당연하다고 여깁니다. 더불어 항독소(抗毒素)의 이야기도 있었지요.

모리시타 : 우리가 대학연구실 시절에 조사한 것으로서 암의 조직에는 여러 가지 유해성분도 분명 존재하나, 어떤 특별한 호르몬 같은 물질로서 생체에 대해서 플러스가 되는 성분이 30~40%쯤 나옵니다. 항독소라는 체내에 존재하는 독소를 파괴해버리는 일종의 효소지요.

그래서 나는 《암 두렵지 않다》라는 책에서, 암에 대해 감사하는 마음을 갖는다면 항독소는 더욱 증가하리라고 표현했던 것입니다. 암종을 내 편으로 만들어버리면 항독소도 따라서 증식합니다. 그렇게 내 편으로 만들어야 한다는 사고방식이지요. 암종도 체세포의 일종이고 원래가 내 편이었으니까 말이지요.

후나세 : 암종양은 쓰레기 버리는 처리장이며, 몸에 넘쳐나는 독물이나 오염물 등 내버려두면 더욱 지저분해서 좋지 않은 것들을 한데 모아주고, 생명이 살아남을 긴급 피난처로 되어 있다는 말씀도 하셨던데요.

모리시타 : 그렇습니다. 그리고 암은 더욱 커짐에 따라 자기의 독소로 암으로서의 생명을 위태롭게 하지 않기 위해서 항독소를 분비하는 조직으로 되어 있는 것이지요.

❀ 요즘의 면역학이나 줄기세포 이론은 모리시타자연의학 이론을 답습하고 있다

후나세 : 면역 전문가를 취재했을 때 "NK(내추럴 킬러)세포 등의 면역세포는 실은 장관에서 생성된다"라는 말을 듣고 매우 놀란 적이 있습니다. '몇십 년 전에 모리시타 박사가 주창한 장관조혈설이 당연한 사고기반이 되어 있구나' 라고 생각했습니다.

모리시타 : 부분적으로 조금씩 알게 된 점이 있는 것이죠. 학회 등에서 절대로 말하지 않지마는 저에게 2~3개월 전 현미경 사진이 송부되어 왔는데 "박사님이 말씀하시는 적혈구모세포란 이 세포를 말합니까"라는 편지를 첨부하여 질문해 온 사람이 있었습니다. 그 편지에 "제가 이러한 연구를 하고 있다는 것은 절대로 말씀하지 마십시오"라고 쓰여 있었습니다.

후나세 : 그것은 무슨 뜻입니까?

모리시타 : 그것은 자신이 국립대학병원에 근무하고 있으면서 그러한 것을 병원 내에서 비밀리에 연구하고 있다는 것이 알려지면 곤란하다는 의미입니다.

후나세 : 최근에는 자주 줄기세포(幹細胞 : Embryonic Stem Cell)라는 말을 하는데 그것이야말로 모리시타 박사의 이론 그 자체가 아닌가요.

모리시타 : 그것도 내 이론에 뿌리를 두고 있습니다. 적혈구로부터 온갖 세포로 분화되어간다는 내 이론 바로 그것입니다.

후나세 : 그렇군요. 세포는 불가역적(不可逆的)이 아니고 가역적인 융통무애(融通無碍)에의 존재로서, 생명은 항상 변화한다고 저서 《혈구의 기원》에서 말씀하고 계시지요.

모리시타 : 적혈구로부터 온갖 세포로 변화 발전해간다고 내가 수십 년 전부터 주창해온 이론입니다. 적혈구가 서로 융합하고 조금 분화한 것이 줄기세포입니다. 이 세포는 어떠한 것으로도 변화해갈 수 있습니다.

후나세 : 제가 전에 전자파를 조사하고 있을 때 뉴욕대학의 로버트 벡커 박사의 책을 번역한 적이 있는데, 그 책에서 벡커 박사도 줄기세포를 말하고 있었습니다.

20년 전쯤입니다만 결국 암도 줄기세포에서 출발하여 뼈가 되거나, 암이 되거나, 내장이 되거나 한다는 것입니다. 그리고 다음엔 재생입니다. 예로서 '상처가 왜 아무는가. 이는 상처의 조직이 다시 한

번 줄기세포로 돌아가 거기서 재생한다' 이것이 치유와 재생의 원리라는 것입니다.

현대의학에서는 요즘 줄기세포에 관한 말을 많이 하고 있으나 20년 전에 벡커 박사가, 그보다도 반세기 전에 모리시타 박사가 이미 말씀하신 것이 바로 이러한 것이라고 생각하였습니다.

모리시타 : 바로 그것입니다. 그것은 적혈구와 림프구의 일부가 들어가 융합하고, 그것이 분화하기 시작한 것입니다. 온갖 세포가 거기서 생깁니다. 나는 줄기세포라고는 말하지는 안 했으나, 그것이 이제는 줄기세포라고 널리 알려지고 있는 셈이지요.

후나세 : 요즘의 줄기세포 이론은 전적으로 모리시타자연의학 이론의 답습입니다. 결국 암도 이 상태에서 시작되는 거지요.

모리시타 : 그렇습니다. 암세포도 적혈구로부터 생긴다고 말하는 것입니다.

기준성 : 그 일을 몇십 년 전부터 주장해온 모리시타학설은 개인의 업적으로 보기보다 인류가 갖는 지적 자산입니다.

후나세 : 그렇기 때문에 실은 모리시타 박사가 제창하신 학설 '혈구의 기원' 에 대해서 이제 마침내 증명이 되었습니다. "그때는 죄송했습니다"라고 말하고 노벨상을 주어야 할 것입니다. 의학계란 솔직하지 않습니다.

기준성 : 노벨상 자체가 기득권을 옹호하는 체제 측의 입김을 받고 있으니 되겠어요? 지금의 기득권의 의료시스템을 뒤흔들 만한 혁명적인 새 학설이 나오는 것을 그들은 두려워하고 묵살하려고 하고 있

어요.

후나세 : 그러나 증명이 되었기 때문에 말입니다. 증명된 경우엔 개척자, 즉 최초로 말한 사람이 수상자가 되어야지요. 후에 나도 그렇게 생각하고 있었노라 따위를 말한들 안 될 말입니다. 언제 논문을 발표했는가가 승부를 가립니다.

의사들은 모리시타자연의학을 받아들여야 한다

후나세 : 취재하면서 이야기를 들어보면 섬뜩합니다. 그야말로 의사들 자신이 길 잃은 어린 양이거든요. 그래서 현장에서 일하고 있는 의사들을 재교육하는 학원으로 이른바 '모리시타자연의학 의숙(義塾)' 이라는 것이 꼭 필요합니다.

내가 놀란 것은 자연치유력이라는 것을 대학의 의학부에서는 가르치지 않는다는 것입니다. 대학의 학생들도 앞으로 우리가 기획할 재교육학원에 꼭 불러들이고 싶습니다.

모리시타 : 그건 당연하지요. 이유인즉, 자연치유력이란 현대의학을 근저로부터 뒤집어 엎어버리는 것이 되니까요. 약(화학약제)이 병을 고친다는 발상하에 치료하고 있는 곳에서는 자기 부정이 되어버리지요.

후나세 : 취재할 때 모두가 "항암제는 틀렸다"라든가, "방사선은 안 된다"를 너무 말하기에 그렇다면 어떻게 하면 되겠는가를 물었더니,

한참 생각하더니 그저 웃고만 말아요. 역시 웃는 것이 제일 좋은 모양이지요. 다른 방법이 없으니까.

모리시타 : 좋지요. 약보다는 훨씬 좋아요.

후나세 : 저는 그 말을 듣고 암 대책의 문제는 심각하다고 생각했습니다. 국가 권력까지 한통속이 되어 이권화된 큰 암산업이라고 생각합니다.

모리시타 : 실로 자연요법을 위시해서 가장 중요한 것을 6년 동안 아무것도 가르쳐주지 않을 뿐더러, 작금의 의학교육은 만성병의 대량 발생에 쓸모가 있도록 하기 위한 강의가 행해지고 있는 것 같은 상황이지요. 그러니까 유럽과 미국, 일본을 위시한 문명선진국이라고 불리는 나라일수록 병자가 많고 의료비는 자꾸만 상승합니다. 이래서 나라의 재정이 펑크가 날 지경이에요.

후나세 : 치유되는 것이 아니라 환자의 수명을 단축하고 있지요. 그래서 나는 "암으로 죽으면 110번(일본의 범죄신고, 긴급구조 요청 경찰 전화번호)에 전화해서 사랑하는 사람이 살해당했다"라고 범죄신고하도록 말하고 있는 것입니다. "죽였구나, 이 자식. 경찰이 조사 나갈 테니 기다려"라고 모두가 들고 일어나 말하면 되는 것이지요. 그러면 "야단났구나. 환자의 반란이 시작되었구나"로 되는 것이지요. 어쨌든 방황하는 어린 양의 무리로는 안 되는 문제지요.

기준성 : 후나세 선생은 환경문제 전문가로서 소비자운동을 하고 있으니까 소비자의 입장에서 그들을 각성시키고 암에 걸리면 어떻게 할 것인가를 계몽하는 입장에서 이 책을 내게 된 것이지요. 이 책을

국제적인 연계로 삼아 커다란 물결로 만들어가고 싶습니다.

후나세: 이 책이 나오자마자 도쿄(東京) 내에 있는 서점가에서는 순식간에 동이 나고 베스트셀러가 되어 화제가 되었는데 독자층을 알아봤더니 대체의료(代替醫療)를 전문으로 하는 개업의들이 무더기로 주문하여 환자들에게 돌려보도록 하고 재주문을 했다는군요.

모두가 의료현장의 진실에 대해 목말라하고 있다는 증거이지요. 앞으로 모리시타자연의학 의숙이 실현되면 의사나 의학생에게 호소할 것입니다. 그렇게 되면 학생들은 얼마든지 공부할 수가 있어요.

제 후배 중에 솜씨가 뛰어난 외과의사가 있는데, 수술이나 항암제로 암이 치료될 수 없는 것에 실망한 나머지 메스도 방사선도 항암제도 사용하지 않는 진료소를 만들어 지금 사가(佐賀) 현에서 열심히 일하고 있는데 매우 성업 중이랍니다. 다른 의사들도 그렇게 하고 싶지만 기초이론을 모른답니다.

"자연의학 의숙으로!"라는 운동은 제가 호소하겠습니다. 왜냐하면 육식이 나쁘다는 것을 안 것은 모리시타 박사의 책에서입니다. 가난한 학생시절 육고기를 먹고 싶다고 생각하고 있을 때 모리시타 박사의 책에서 나쁘다는 것을 알았습니다. 그리고 《혈구의 기원》이란 책을 읽고 놀랐습니다.

지금의 의학교육으로는 장차 해나갈 수 없습니다. 후생성도 낮지 않는다고 말하고 있으니까 말입니다. 항암제가 듣지 않는데다가 독이라고 말하면서도 왜 그 짓을 하느냐 물었더니, 그것밖에 할 일이 없다는 것입니다. 도무지 이론도 없고, 체계도 없는 뒤죽박죽인 셈이지요. 어쨌든 현대의학의 아성(牙城)은 이제 갈팡질팡 엉망진창이 되어가고 있습니다. 그 성에서 뿔뿔이 도망쳐 나오는 사람들을 우리가 맞아들입시다.

어디로 도망치면 될 것인가를 생각하는 의사는 수없이 많습니다. 암전문의로서 환자를 죽이고 싶은 사람은 한 사람도 없을 것입니다. 부득이 죽이고 있는 것입니다. 또한 대체의료를 시작한 사람들 자신도 무서워 떨면서 할 수 없이 방황하고 있는 꼴이지요.

기준성 : 그런 상황에서 모리시타 박사는 자연의학이론을 정립한 선구자로서 방황하는 어린 양들을 모아다가 재교육을 하여 새로운 지식과 혼을 불어넣기 위해서 문호를 활짝 개방할 필요가 있습니다.

바야흐로 의학혁명의 때가 왔습니다. 오늘의 좌담회가 그러한 물꼬를 트는 하나의 기폭제가 되기를 바라면서 바쁘신 시간을 내서 좋은 말씀을 해주신 데 대해서 감사를 드립니다.

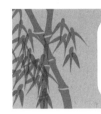

암환자의 70~80%는 암 치료에 의해서 살해당하고 있다

❝ 매년 22만~25만 명이 암병동에서 '학살'되고 있다는 사실에 전율 ❞

월간 〈Macrobiotique〉 2005년 4월호 게재
일본생협(生協)운동가, 환경문제평론가
후나세 슌스케(船瀬俊介)

❋ 고발서(告發書) 《항암제로 살해당하다》

매년 일본에서는 31만 명이 암으로 죽어간다. 그런데 여러 명의 암 전문의가 "사실인즉 암환자의 70~80%는 암으로 죽는 것이 아니다" 라고 소리를 낮춘다.

"환자는 항암제, 방사선 치료, 수술에 의해서 '살해'를 당하고 있다" 다시 말해서 매년 22만~25만 명의 사람들이 암 치료라는 명목 하에 '하얀 암병동'에서 '학살' 당하고 있다는 것이다.

최근 《항암제로 살해당하다》라는 신간이 나왔는데 저자는 그 취재 과정에서 여러 명의 양심적인 의사들과 보건관료가 전율할 사실을 인정한 내용을 담고 있다(이하, 그 개요를 소개한다).

통상적인 암의 3대 치료란 ① 항암제, ② 방사선 치료, ③ 수술이다. 이것들이 환자를 구하는 것이 아니라 도리어 살육, 학살에 사용되고 있다.

그야말로 제2차 세계대전 당시 나치 독일의 아우슈비츠 수용소나 일본군 731부대의 마루타작전과 같은 광기에 필적하는 참극이 지금도 태연하고 조용하게, 저 하얀 암병동 안에서 진행되고 있는 것이다. 그것도 의사나 간호사들의 '선의'와 '열의'에 의해서……

❀ 일본 후생성도 '항암제로 암은 치료가 안 된다'고 시인하고 있다

놀랍게도 감독관청인 후생성이 '항암제로 암은 치료가 안 된다'는 사실을 거의 인정하고 있다.

"항암제로 암을 고칠 수는 없습니다. 그것은 주지의 사실입니다."

후생성 식품의약관계의 K전문기관(專門技官)의 말에 내 귀를 의심했다. 나는 그에게 연거푸 물었다.

"항암제는 맹렬한 발암제가 아닙니까?"

"그렇습니다."

나는 계속해서 추궁을 하였다.

"항암제를 맞으면 몸의 다른 부분에 새로운 암이 발생하지요?"

K전문기관은 이렇게 담담하게 말했다.

"그것도 주지의 사실입니다."

다음은 내가 K전문기관과 주고받은 말들을 요약한 것이다.

후나세 : 항암제를 투여해도 암세포는 내성을 갖는 것이지요? 농약을 뿌려도 곤충이 내성을 갖듯이 말이지요.

후생성 : 암세포가 내성을 갖는 것도 주지의 사실입니다.

후나세 : 1985년 미국 국립암연구소(NCI)의 테비타 소장이 반항암제 유전자(ADG : Anti-Drung Genes)의 존재에 대해 언급하며 "항암제에 의한 화학요법은 무력하다"라고 의회에서 증언한 일이 있었습니다.

후생성 : 맞습니다. 그래서 항암제의 종류를 바꾸어가는 거지요.

후나세 : 그렇지만 항암제 그 자체가 '독(毒)'이지 않나요? '세포독(細胞毒)'이라고 명기되어 있는데요. 면역세포를 죽일 뿐만 아니라 암에의 저항력, 면역력을 떨어트리지요.

후생성 : 그렇습니다.

후나세 : 항암제를 투여하여 '4주간'에 종양이 조금이라도 줄어들면 '유효'라는 판정도 이상하네요. 그것도 10명 중 한 명이 말입니다. 나머지 9명은 변화가 없고, 나아가 반항암제 유전자(ADG)의 작용에 의하여 반년, 1년 후에는 암세포가 다시 튀어서 커지거든요.

후생성 : 그래서 현재의 암 치료에는 문제가 많은 것입니다. 재검토를 하고 있는 중입니다.

이렇게 후생성이 항암제의 무력함을 깨끗이 인정하고 있는 것에 경악을 금치 못할 것이다. 의사들 중에도 '학살' 그 자체인 암 치료를 견디지 못해, 내부고발과 반란의 움직임이 팽배하게 일어나고 있다.

❀ 항암제, 방사선, 수술에 의존해서는 안 된다

"항암제, 방사선 치료, 수술을 받아서는 안 된다!"
"암 검진은 오히려 위험하다!"
일반 암전문의들이 경악할 만한 책이 출판되었다. '암으로 죽는 사람, 암이 낫는 사람의 차이를 의학부 교수가 해명' 이라는 부제가 있는 《암은 스스로 고칠 수 있다》라는 책으로, 저자는 《약을 끊어야 병이 낫는다》 등의 용기 있는 저작으로 의학계에 계속 충격을 주고 있는 니가타(新潟)대학 의학부의 아보 도오루(安保徹) 교수이다.
아보 교수는 이렇게 단언한다.
"이제부터는 암을 줄일 수 있다."
"암이 발생하는 구조만 이해하면 누구나 자기 스스로 이 병을 고칠 수가 있다."
실로 마음을 든든하게 해주는 선언이 아닌가.
'자기가 스스로 고칠 수 있다' 는 것은 종래 행해진 항암제 치료나 방사선 치료, 수술 등에 의존하지 않고 우리 몸에 있는 자연치유력을 높여서 암을 자연퇴축시킨다는 말이다.

3대 요법이 암 치료를 저해한다

아보 교수는 이들 '암의 3대 요법' 이 암의 치료를 저해한다고까지 단언한다. 이렇게 되면 의학계뿐만 아니라 전국의 암전문가, 병원, 제약회사, 나아가 후생성 관료로부터 이권에 얽힌 부패한 정치인들까지 적으로 만들어버린다.

항암제, 방사선, 수술은 암 치료의 3대 이권이다. 국민 의료비는 연간 31조 엔(310조 원)으로 그 중에서 암 치료에 할당(유입)되는 의료비의 방대함은 상상만 해도 어지럽다.

한 예로서 폐암환자 한 사람에게 국가 예산에서 평균 650만 엔(6,500만 원)의 의료비가 투입된다고 말하고 있다. 암 치료의 현장은 그야말로 방대한 돈이 빨려 들어가는 밑 빠진 독이나 다름없다.

또 아보 교수는 다음과 같이 단언한다.

"의학의 진보에 따라 '암의 3대 치료법' 이라 불리는 이들 치료법은, 그 목적을 달성하고 있는 듯한 인상을 우리에게 안겨주고 있다. 그러나 유감스럽게도 이들 치료법 그 자체가 림프구(몸을 병으로부터 지켜주는 혈액 중의 성분)를 파괴하고, 생체의 소모를 초래하여 암의 치료를 저해하는 최대의 원인으로 되어 있다." 《암은 스스로 고칠 수 있다》 아보 도오루 저

이것을 입증한 것이 '후쿠다(福田)-아보(安保)이론' 이다.

백혈구는 자율신경에 의하여 지배된다

후쿠다(福田)-아보(安保)이론은 암 치료의 상식을 뿌리부터 뒤집어 버린 이론이다. 한마디로 말하자면 "백혈구는 자율신경에 의해서 지배된다"는 것이다. 이 발견은 스트레스가 암을 발생시키는 메커니즘의 증명으로 연결되었다.

그리하여 아보 교수와 공동 연구자인 후쿠다 의사가 지은 책 《미래면역학》에서 명백해지고, 의학계에 큰 충격을 주었다. 그 이후로 '후쿠다(福田)-아보(安保)이론'이라 불리고 있다.

여기서 말하는 자율신경이란 자기의 의지와는 무관하게 몸의 움직임을 조절하는 신경으로서 ⓐ 교감신경과 ⓑ 부교감신경이 있다.

양자는 거의 정반대의 작용으로 생체의 균형을 잡아준다. 주간의 활동기에는 ⓐ 교감신경이 우월하게 작용한다. 반대로 야간의 휴식기에는 ⓑ 부교감신경이 우위로 나선다.

주야의 리듬과 더불어 ⓐ와 ⓑ, 이 두 가지의 신경계가 마치 일진일퇴를 거듭하는 시소처럼 우리의 생명활동을 조정해주는 것이다. 다시 말해서 따로 부탁한 적도 없는데, 절묘한 팀 작용이 행해지고 있는 것이다.

이것이야말로 진실한 생명의 기적이다. 우리가 의식을 안 해도 심장은 제대로 고동치고, 호흡을 하며, 소화기가 자동적으로 움직여 주는 것도 이들 자율신경의 덕분이다.

백혈구는 각종 장비를 갖춘 '체내방위군' 이다

백혈구는 혈액을 구성하는 한 성분이다. 백혈구는 핵을 지닌 혈구세포로서 ⓐ 림프구, ⓑ 과립구, ⓒ 단구로 분류된다. 이들은 면역작용을 담당한다. 면역이란 체내의 '이물' 을 제거하여 생명활동을 정상으로 유지하는 작용이다.

이 중에서 ⓑ 과립구는 체내에 침입한 바이러스 등의 병원균이나 독소를 공격하는 역할을 담당한다. 간단히 말하면 백혈구 전체가 '체내방위군' 인 것이다.

이 ⓑ 과립구는 다시 ① 호중구, ② 호산구, ③ 호염기구 등 공격능력으로 분류된다. 말하자면, 각기 장비를 달리하는 순찰병으로 생각하면 된다.

몸속으로 산소를 운반하는 적혈구는 혈관 속만을 이동한다. 반면에 이들 백혈구는 혈관 밖에서도 자유자재로 움직이면서, 몸 전체를 순찰하고 있는 것이다.

특히 ⓑ 과립구는 주로 큰 세균이나 낡아서 죽은 세포의 잔해 등 큰 사이즈의 이물을 처리한다.

예로서 ① 호중구는 체내에 침입한 대장균 등을 발견하면 그것을 포착, 세포 속으로 끌어들여 먹어치우고, 녹여버린다. 그래서 '대식세포' 라고 불린다.

❋ 백혈구의 무기는 '활성산소의 불꽃'

이 생체방위군이 '적'을 공격하는 무기는 바로 활성산소이다. 이
것은 산소 중에서도 산화력이 극히 강력하다. 쉽게 말해서 화염방사
기다. 그 불꽃으로 바이러스나 병원균, 병원세포(病原細胞) 등을 '불
태워' 죽인다.

백혈구 중에서도 특히 기동력, 공격력이 있는 파수병이 ⓑ 과립구
부대인 것이다. 적 침입이라는 경계경보가 발령되면 과립구는 급격
히 그 수를 증가시킨다. 그 증식능력은 엄청나며, 불과 2~3시간 내
에 전체의 2배로 늘어난다.

예를 들어 큰 부상을 입고 상처 난 곳에 침입한 경우에 과립구는
폭발적으로 증식하여 백혈구 전체의 90%를 점하는 경우도 있다. 과
립구는 체내에 침입한 병원균의 공격에, 활성산소의 화염방사기를
쏘아댄다.

과립구 자신의 수명은 2~3일로 짧아, 자신이 방출한 활성산소에
의해서 소멸되어 버린다. 흡사 자살특공대 같은 병사인 것이다.

❋ 적도 아군도 불꽃에 휘말리는 '염증'

결국 화염방사기의 불꽃으로 적도, 아군도 불덩어리가 되어 타죽
는다. 그것이 '염증(炎症)'이라고 불리는 증상이다.

폐렴, 충수염 등 '염(炎)' 자가 붙는 병일 때는 과립구가 정상치를 훨씬 초과한다. 상처 부위가 붓거나, 열이 나거나, 지근지근 아픈 것(욱신거리는 것)도 과립구의 화염방사기(활성산소)에 의한 일제사격이 행해지기 때문이다.

아보 교수는 이렇게 말한다.

"과립구가 분출하는 이 활성산소가 만병을 초래하는 원흉이다. 활성산소는 강한 산화력이 있고, 조직을 차례로 파괴해버리기 때문이다. 과립구의 비율이 정상이면, 체내에는 활성산소를 무력화하는 구조가 있어 큰 일로 번지지는 않는다. 그러나 과립구가 과도하게 증식되면, 활성산소의 산출도 높아지고 자력으로 무독화시킨다는 것이 어려워진다. 그 결과, 광범위의 조직파괴가 일어나고 궤양이나 염증이 생기게 된다. 그리고 암도 이 활성산소가 원인이 되어 일어나는 병이다." (암은 스스로 고칠 수 있다) 아보 도오루 저

✿ 웃음과 릴렉스의 부교감신경

자율신경은 내장의 기능 전체를 조정한다. 그때 ⓐ 교감신경은 아드레날린을 분비하여 과립구를 활성화한다. 한편 ⓑ 부교감신경은 아세틸콜린을 분비하여 림프구를 활발하게 한다(아드레날린 등은 신경호르몬이라고 불리며, 신경자극을 화학물질로 변환하여 정보를 전달한다).

이것이 자율신경이 백혈구를 지배하는 구조이다. 간단히 정리해 보면 다음과 같은 구조인 것이다.

- (노여움) 교감신경이 우위 → 아드레날린 → 과립구가 증식하여 활성화 (→ 염증, 발암)
- (웃음) 부교감신경이 우위 → 아세틸콜린 → 림프구가 증식하여 활성화 (→ 해독, 건강)

그런데 암세포를 공격하는 것은 림프구 부대이다. 일명 '4인방' 이라 불리는데 ① 킬러T세포, ② NK세포, ③ T세포(흉선외분화), ④ 낡은 B세포가 그것이다. 이들의 이름을 일일이 외울 필요는 없다. 림프구가 암세포를 총공격한다고 알아두면 된다.

이 림프구가 활성화되기 위해서는 부교감신경이 우위에 서야 한다. 그것은 어떠한 신체의 컨디션일 때를 말하는가?

"우리 몸이 이완되어 웃음이 있고, 마음이 온화해질 때이다. 이러한 컨디션에서는 혈관이 확장되어 혈액순환도 좋은 상태이다. 체내에 발암물질이 들어오려고 하거나, 암이 생기려고 하면 풍부한 혈류로 나쁜 것은 흘려보내고 혈액의 흐름에 따라 순회하는 림프구들이 암세포를 몰아낸다."

이러한 아보 교수의 해설에서 용기를 받는다. 즉, 부교감신경은 '웃음의 신경' 인 것이다.

"부교감신경이 우위에 서면 세포의 분비와 배설기능이 높아지므로

NK세포도 신속하게 퍼포린(Perforin)으로 암을 공격할 수 있다. 이 부교감신경 우위의 컨디션에서는 림프구가 대체로 2,000개/㎣ 이상은 유지된다. 이 정도의 숫자라면 설사 암이 되어도 충분히 맞서 싸울 수 있을 것이다." 《암은 스스로 고칠 수 있다》 아보 도오루 저

❉ 불쾌한 자극으로 노여움의 호르몬 방출

그런데 자율신경은 스트레스 등의 영향을 받기 쉽다.

흔히 "화가 난다"라고 말한다. 싫은 일, 불쾌한 일이 있으면 벌컥 화가 난다. 이때 엑스레이(X-ray) 촬영을 하면, 대장이 정말로 '화를 내고 있는 것'에 깜짝 놀란다.

"배알이 뒤틀릴 정도로 화가 나다"라는 말은 노여움의 엄청남을 나타내는 표현인데, 엑스레이로 보면, 정말로 대장이 빙빙 경련을 일으켜 난폭하게 굴고 있다. 즉 '불쾌한 정보'의 자극이 교감신경을 긴장시키고 아드레날린을 분비시켜 대장을 경련시켰던 것이다.

이처럼 부교감신경이 '웃음의 신경'이라면, 교감신경은 '노여움의 신경'이라고 할 수 있을 것이다.

아드레날린 역시 별명이 '노여움의 호르몬'이라 불린다. 불쾌한 말이나 자극을 생체는 공격으로 판단하고, 교감신경은 '노여움의 호르몬'을 방출하는 것이다.

✺ 과립구가 화염방사기를 계속 쏘아댄다

이때 당연히 과립구도 일제히 증식하고 활발하게 된다. 즉, 교감신경의 긴장에 의한 아드레날린 분비는 공습경보의 발령과 같은 것이다. 방위군의 과립구는 일제히 출동, 증강하고 임전태세로 하늘을 노려본다. 그리고 장비의 화염방사기에 점화, 일제사격을 시작한다.

만약 그곳이 위의 점막이면, 화염방사기의 불꽃(활성산소)으로 순식간에 태워지고 염증이 퍼진다. 본인은 위가 찌른 듯이 아프다. 이것이 스트레스에 의한 위궤양이다. "위에 구멍이 날 것 같다"는 스트레스가 고도에 달했다는 표현이다.

또 그곳이 장이라면 신경성 설사를 일으킨다. 정말이지 교감신경의 긴장은 쓸모가 전혀 없다. 이에 대해 아보 교수는 이렇게 말한다.

"교감신경의 긴장은 여러 가지 장애를 연쇄 반응적으로 일으킨다. 이것이 '암으로 되는 체질'의 시작이다."

✺ 암으로 되는 체질이란

'암으로 되는 체질'이란 ① 과립구 증가, ② 혈류 장애, ③ 림프구 감소, ④ 배설 및 분비능력의 저하라는 4가지가 발생하는 것을 말한다.

① 과립구 증가

활성산소를 대량 발생시켜 조직을 파괴한다. 이것이 암을 위시하여 염증성의 병이나 온갖 병을 발생케 한다.

② 혈류 장애

교감신경이 분비하는 아드레날린은 혈관수축작용이 있다. 안면이 창백하다는 것은 공포와 놀라움의 표현이다. 즉, 아드레날린에 의한 혈관수축의 상태다. 교감신경의 긴장은 전신의 혈행 장애를 야기시킨다. 혈액은 전신에 산소와 영양을 공급하고 노폐물을 회수한다.

아보 교수는 "이 순환이 장해를 받으면 세포에 필요한 산소와 영양이 도달되지 않고, 노폐물이 정체하게 된다. 발암물질이나 유해물질이 축적되어 가면 발암을 촉진시킨다. 통증물질이나 피로물질이 축적되면 통증이나 결림 증상이 나타난다"라고 말한다.

③ 림프구 감소

교감신경과 부교감신경이 시소처럼 움직이듯이, 림프구와 과립구도 동일한 작용을 한다. 교감신경이 긴장하면, 부교감신경이 억제되고 그 지배하에 있는 림프구도 억제되어 기능이 저하해버린다.

림프구는 암을 격파하는 공격부대인데 전의, 전력을 상실해버리는 것이다. 이때 과립구의 활성산소의 염증에 의해서 상처가 난 세포를 재생시킬 때 세포의 암화가 촉진되어버린다.

④ 배설 및 분비능력의 저하

교감신경의 수축으로 인한 혈관수축 등으로 장기나 기관의 배설, 분비능력이 저하해버린다. 배변이나 배뇨도 저해되고, 거기에 각종 호르몬의 분비 이상도 발생한다. 변비, 부종, 현기증 거기에 초조감, 불안 등이 더욱 교감신경을 긴장시키는 악순환이 된다.

이상의 4가지 증상이 아보 교수가 말하는 '스트레스가 암을 불러들인다'는 상태인 것이다. 다시 말해서 '노여움의 신경'인 교감신경이 암체질을 만드는 것이다.

❋ 암의 태반은 라이프스타일, 즉 '사는 방식'이 원인

후쿠다(福田)-아보(安保)이론을 한마디로 요약하면 "암은 교감신경의 긴장으로 일어난다"는 것이다. 그럴 것이 우리 주변에는 각종 발암물질이 넘쳐나고 있다.

담배연기에 포함된 벤츠피렌, 농약 등 수많은 화학물질을 비롯하여 전자파, 자외선 등이 세포 분열을 통제하는 DNA(유전자)를 상처내어 세포를 이상증식시킴으로써 암세포로 변모시킨다. 엄청난 환경오염물질이 암을 급증시키는 것도 사실이다. 이러한 것들은 '암의 외부 요인'이라고 불린다.

아보 교수는 암의 발병 요인에 대하여 이렇게 말한다.

"발암을 촉진하는 것은 과다노동이나 마음의 아픔, 약물 과용 등 당사자의 생활방식 그 자체에 원인이 있다고 생각한다."

아보 교수가 말한 3가지 지나친 상황, 즉 ① 과다한 일, ② 지나친 고뇌, ③ 약물 과용이 모두 암체질을 만들어 가는 과정임을 후쿠다 (福田)-아보(安保)이론이 입증하였다.

✿ 림프구 비율로 암체질을 한눈에 알 수 있다

'암체질이냐, 건강체질이냐' 하는 것을 한눈에 판단하는 기준이 있다. 그것은 과립구와 림프구의 비율이다.

다음의 그래프는 건강한 사람과 위암환자의 림프구와 과립구를 비교한 것이다.

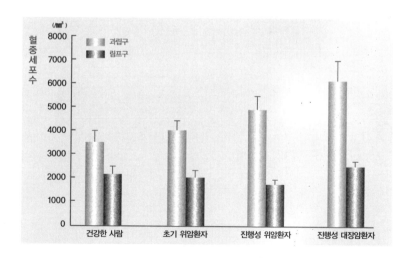

초기 암에서도 '과립구의 증가'가 확인되고, 진행성 암에서는 과립구 증가가 더욱 현저하다. 이는 암을 공격하는 림프구의 힘이 상대적으로 쇠퇴되었음을 의미한다.

"이는 위암에 걸릴 것 같은 사람은 이미 교감신경 긴장상태의 컨디션, 다시 말해서 암을 불러들일 수 있는 컨디션에 있다는 것을 나타내고 있다." 《암은 스스로 고칠 수 있다》 아보 도오루 저

아보 교수를 인터뷰할 때 그에게서 "암은 낫기 쉬운 병이다"라는 힘찬 말을 들을 수 있었다. 암을 고치는 비결을 물었더니 "기분 좋은 일을 하면 암은 스스로 낫는다"라고 말했다. 특히 '웃는다는 것'은 엄청난 힘이 있다고 하며 웃음의 효능을 힘주어 강조하였다.

나는 이제 눈에서 콩깍지를 떼어내고 암에 걸리지 않는 방법, 고치는 방법에 대해 더듬어 갈 것이다.

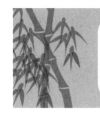

현재의 암 치료는 자연치유력을
무시한 '살인산업' 이다

" 거대한 이권, 암산업의 내막 "

월간 〈Macrobiotique〉 2005년 5월호 게재
일본생협(生協)운동가, 환경문제평론가
후나세 슌스케(船瀬俊介)

✿ '항암제가 효과 있다' 는 대사기극

《항암제로 살해당하다》라는 책이 출간되자마자 도쿄도(東京都) 내 대형 서점에서는 거의가 매진되었다. 그 책이 담고 있는 내용의 충격 은 입에서 입으로 전해져 급속히 퍼지고 있다.

'항암제는 무력하다' 라는 진실을 비롯해 후생성의 놀라운 증언, 즉 '항암제는 암을 못 고친다', '증암제(增癌劑)이다', '암은 내성을 지니고 있다' 더 나아가 세포가 '4주 동안만 축소되는 것을 유효 판 정하는 기만' 등등 이렇게 암 치료의 맹점을 파헤친 책은 처음일 것 이다.

그 중에서도 환자나 가족이 마음속 깊이 알고 싶어하는 것은 투여

되는 항암제가 정말 듣는가, 안 듣는가이다. 그것으로 암이 낫는지의 여부를 지푸라기라도 잡고 싶은 심정에서 알고 싶어한다.

그래서 의사에게 물어보면, 의사는 "염려 없어요. 유효율은 확인되어 있습니다"라고 자신을 가지고 고개를 끄덕인다. 이에 환자의 가족은 "잘되었어요. 아버지 듣는데요. 이제 되었어요"라고 손을 마주 잡고 눈물을 짓는다. 그런데 여기에 절망적인 속임수의 갭이 있는 것이다.

나도 취재의 과정에서 진실을 알고 현기증이 날 지경이었다. 현재의 항암제의 '유효성' 판정은 약의 투여 후 '4주간' 이내에 암종양이 조금이라도 축소되면 유효라고 판정된다.

우선 왜 4주간인가? 인간의 수명은 4주간이 아니다. 불가사의에 대한 궁리 끝에 그 수수께끼는 다음과 같이 쉽게 풀렸다.

항암제는 어김없이 독(毒)이다. 〈의약품첨가문서〉에는 분명히 세포독(細胞毒)이라고 명기되어 있다. 맹독물질인 것이다. 그것을 환자에게 투여하는 것이니 블랙 유머(음습하고 불길한 느낌을 주는 유머)를 넘어서 실로 잔혹한 이야기이다.

생체에 '맹독'을 투여하면 그 독성에 의해서 손상을 입는다. 암세포도 개중에는 그 독성에 깜짝 놀라 반응을 일으켜 오그라드는 것도 나온다. 그것을 '효력이 있다'고 판정한다는 것이다.

그러나 그 세포의 축소효과는 대략 환자 10명 중의 한 사람에게만 나타난다. '유효율' 단 10%! 나머지 90%의 환자의 암은 미동도 하지 않는다. 이는 오차범위가 아닌가라고 소리를 지르고 싶다.

그래도 정부의 중앙약사심의회는 의약품으로서 승인해왔다. 진짜로 암이 낫는가는 불명(不明)인 상태인 데도 말이다. 이것만으로도 약사 심의위원 나리들은 제약회사의 하수인이라는 것은 논의 여지가 없다.

✿ 암이 축소되는 것은 10명 중의 1명

여기까지의 진실을 알면 암환자나 가족들은 놀래서 말문이 막힐 수밖에 없을 것이다. 의사가 "효과가 있다"라고 말하면 환자나 가족들에게는 낫는다는 의미가 된다.

그러나 사실인즉 "4주간 이내에 종양이 아주 조금 줄어든다"라고 말하고 있는 것에 불과하다. 그것도 놀랍게도 10명 중에서 1명뿐이고, 나머지 9명의 암종양은 미동도 하지 않는다.

단, 항암제의 맹독성은 100% 전부의 환자를 침습(侵襲)하여 지옥의 고통을 준다. 맹독을 환자에 투여하는 것이니 당연한 노릇이다.

항암제 투여를 두고 '듣는다'는 것은 "투여 후 4주간 이내에, 그것도 10명 중 1명 정도의 암종양이 조금 줄어든다는 뜻이다"라고 친절하게 설명하는 의사가 얼마나 있을까. 아마 전무할 것이다.

이같이 의사나 제약업자가 말하는 '항암제가 듣는다'고 하는 것은 새빨간 거짓말이다.

✿ 봉인된 반항암제 유전자(ADG)

개중에는 "10명 중에 1명이라도 암세포가 줄어든다면 거기에 희망을 걸고 싶다"고 말하는 사람도 있다. 이판사판이라고 생각하는 환자도 있을 것이다.

그런데 문제는 모처럼 줄어든 암종이 4주간을 지나면 증식하는 것이다. 최후의 희망도 절단이 난다. 그 진실은 깊은 어둠 속에 은폐되어 왔다. 항암제는 전적으로 무력한 것이다.

1985년 그 충격적인 증언을 행한 사람이 미국 국립암연구소(NCI)의 테비타 소장이다. 그는 미국 의회에서 "항암제에 의한 화학요법은 무력하였다. 우리는 깊은 절망감에 사로잡혀 있다"라고 증언하였다.

항암제의 독에 의해서 일부 암세포가 축소해도, 금세 암세포는 그 속에 있는 반항암제 유전자(ADG)를 변화시켜 항암제를 무력화시켜 버린다. 이는 흡사 농약에 대해서 해충이 내성을 획득하는 것과 같은 것이다.

✿ '4주간'에 판정한다는 수수께끼가 풀렸다

그것뿐이겠는가. 암종양은 확실하게 증식, 증대를 시작한다. 소위 리바운드 현상(약물 투여를 중지할 때 병세가 악화되는 현상)이다.

자연 치료, 기공 치료로 암 치료에 커다란 실적을 올려 전국적으로

60

주목을 받고 있는 야야마클리닉의 원장 야야마 도시히코(矢山利彦) 의사는 "항암제를 사용하면 흉악한 암종만 살아남게 된다"고 말한다.

이것도 농약에 의한 해충 구제와 같다. 농약 내성을 획득한 극히 생명력이 센 해충이 반격을 가해 온다. 결국 항암제 투여는 암세포를 악성으로 만들 뿐이다.

야야마 의사는 다음과 같이 지적한다.

"암은 때리면 때릴수록 흉포하게 된다. 균이건 무엇이건 생명체의 기본 성질이다. 생명체는 필히 살아남으려 한다."

여기에서 불가사의한 '4주간'의 수수께끼가 풀린다. 부자연스러운 단기간을 판정범위로 한 이유는 그들이 반항암제 유전자(ADG)의 존재를 훨씬 전부터 알고 있었던 것이다.

항암제 투여 후 반년, 혹은 1년까지 경과를 관찰하면 모처럼 줄어든 암종양이 반발 증식해버리는 사실이 폭로되는 것을 숨기기 위해서 '4주간'이란 극히 짧은 기한 내에 판정해버린다는 속임수인 것이다. 정말 등골이 오싹해지는 숨겨진 내막이 아닌가.

❇ 재발(再發), 그리고 사망의 배경에 있는 반항암제 유전자(ADG)

나에게도 생각나는 일이 있다. 나의 친지 또는 여러 지인이 암으로 쓰러지고 죽어갔다.

그들은 입원을 했다가 그 후에 "좋아졌습니다"라고 퇴원 인사를 하였다. 혈색도 좋고, 직장에도 복귀하고, 주위에서도 "참 잘 되었습니다"라고 축하하는 등 안도의 분위기였다.

그런데 반년쯤 지나면 그 사람 모습이 안 보인다. 이상하게 여기노라면 "재발했다고 합니다"라고 소리를 낮추는 주변 사람들의 속삭임, 그리고 곧이어서 부고가 온다.

"그렇게도 힘 있게 회복되었던 사람이 왜?" 하며 모두가 의아한 표정으로 서로를 쳐다본다. 그 수수께끼가 반항암제 유전자(ADG)의 존재로 확실히 풀렸다. 약 10% 전후밖에 되지 않는 환자에게 효과가 난들, 그것은 일시적인 것이고, 그것도 반항암제 유전자(ADG)로 인해 무력화되어버린다.

'두들겨 맞은' 암세포는 파워 업(Power up)되어서 더욱 흉포해지고 반격을 가해온다. 한편 암환자는 항암제로 인해 가장 중요한 면역력이 갈기갈기 파괴되어버린다.

이제 승패는 분명하다. 야야마 의사도 "항암제를 투여하지 않고 와주면 치료할 수가 있다. 그러나 항암제가 투여되고 면역력이 파괴되어 있으면 면역요법이 좀처럼 듣지 않는다"라고 한탄하고 있다.

✿ '항암제는 증암제'라는 NCI 보고

앞에서 말한 바 있는 미국 국립암연구소(NCI) 테비타 소장의 미국

의회 증언은 일본에도 전해져 충격을 주었다.

일본의 암학회는 비상이 걸렸다. 그래서 "이 사실은 환자에게는 절대 알리지 않는다"라는 함구령과 담합이 이루어졌다고 한다. 그저 어이가 없을 따름이다. 이렇게 해서 반항암제 유전자(ADG)의 존재는 어둠 속에 봉인되어버렸다.

충격은 더 계속된다. 1988년 미국 국립암연구소는 《암의 병인학(病因學)》이라는 제목의 수천 페이지에 이르는 보고서를 발표하였다. 그 보고서는 "항암제에는 강한 발암성이 있고, 그 때문에 투여하면 다른 장기, 조직에 새로운 암을 발생시켜버린다"라는 놀라운 내용을 담고 있었다.

환자나 가족은 더욱 경악을 금치 못하게 된다. 항암제가 강력한 발암물질이었다니! 결국 현대의 암 치료는 암환자에게 강력한 발암물질을 투여해온 것이다. 참으로 침울한 이야기가 아니겠는가. 더욱이 암 치료가 새로운 암으로 발암시킨다는 것은 그야말로 웃지 못할 희비극의 극치다.

세계 최고의 권위를 자랑하는 암연구기관인 미국 국립암연구소가 "항암제는 발암제이고, 증암제다"라고 공식보고에서 인정한 것이다.

일본의 암학회는 또 한번 소연해졌다. 그리하여 환자에게는 항암제는 증암제라는 사실은 절대 비밀이라고 관계자의 입을 막았다.

그들의 공범은 매스컴이라고 말할 수 있다. 대서특필의 뉴스인데도 모든 대중매체가 침묵했기 때문이다. 대형 제약회사로부터 거액의 광고료를 받고 있는 그들에게 있어서 대기업은 그들을 애완동물로 기르듯 하는 사육주인 것이다. 주인의 의향에 어긋나는 짓을 할 까닭이 없다.

✤ 면역기능, 생명력의 원천인 혈구 파괴

항암제 치료에는 또 하나의 가공할 측면이 있었다. 그것은 항암제의 독에 의한 면역세포의 철저한 파괴작용이다. 항암제는 특히 세포 분열이 활발한 세포를 표적으로 엄습한다. 암세포의 분열이 왕성하기 때문에 당연한 노릇이다.

그런데 인체에는 세포 분열이 왕성한 세포가 많다. 그 대표적 예가 모근세포, 정자들의 생식세포이다. 그렇기 때문에 항암제를 투여하면 머리털이 빠지고, 정자가 타격을 받아 선천적 이상을 야기시키는 것이다.

가장 분열이 왕성한 것이 혈구세포다. 특히 척추에서는 백혈구, 적혈구, 혈소판 등이 만들어지고 있다. 항암제는 그 조혈기능에 맹렬한 습격을 가한다.

그로 인해 적혈구의 생산기능이 손상을 입어 악성 빈혈이 된다. 혈소판이 격감하여 '혈관 내 응고 증후군'이 일어나, 혈전 다발이 다양한 장기 장애를 일으킨다.

백혈구 중에서 과립구는 체내에 침입한 곰팡이, 진균 등을 먹어치워 몸을 지켜준다. 그것들은 면역의 첨병이다. 그런데 항암제 투여로 과립구는 전부가 줄어든 상태다. 그렇게 되면 즉각 체내에 곰팡이, 진균이 급히 증식한다. 항암제 투여로 암환자가 곧장 폐렴, 구내염 등에 걸리는 것은 그러한 이유 때문이다.

40℃ 정도 고열이 나면 허파가 새하얗게 된다. 의사는 즉각 항생물질을 투여한다. 그러면 그 살균작용으로 이번에는 장내 세균이 엉망진창으로 흐트러져 버린다.

"주로 암과 싸우는 면역력은 '장내면역력'이다. NK세포, NKT세포 등 암과 싸우는 면역세포는 장이나 간장에서 만들어진다. 그 장이 항생물질의 독성으로 교란된다"고 신경내과의인 무나카타 히사오(宗像久男) 의사는 항암제 투여의 망동을 비판한다.

❋ 결국 아군의 방위군만 섬멸시키고 즐거워하는 것은 암세포뿐이다

요컨대 항암제를 환자에게 투여하면 모처럼 환자에게 구비된, 암과 싸우는 자연치유력(면역력)의 최전선의 병사들인 백혈구(NK세포 등)를 맨 먼저 섬멸시켜 버린다.

암과 싸울 아군의 병사를 공격하여 전멸시키면, 가장 즐거워하는 것은 암세포다. 쉽게 말해서 아군의 진영에 총탄이나 폭탄의 소나기를 퍼붓는 것과 같은 어리석은 짓을 저지른 것과 같다. 어리석음을 넘어서 희극이다.

한마디로 항암제 투여의 본질은 암세포가 증식하는 것을 돕는 엄호사격인 것이다.

동일한 어리석음이 암의 3대 요법 가운데 하나인 방사선 치료에도 적용된다. 방사선에는 발암성, 세포 독성이 있음은 상식이다. 말하자면 항암제와 동일한 강렬한 부작용을 갖는다.

"어느 쪽이냐 하면 방사선 쪽이 질이 더 나쁘다. 제일 나쁘다고 할 수 있다. 방사선은 림프구가 감소하는 방식이 제일 심하다. 그렇기 때문에 신체의 타격이 항암제보다 더 무시무시하다"라고 지적하는 사람은 니가타대학의 아보 도오루(安保徹) 교수다.

이어서 그는 다음과 같이 말한다.

"그러나 수술도 가능하면 안 하는 편이 낫다. 암의 3대 요법 중에서 수술은 가장 죄가 가벼우나 신경, 혈관 등이 많이 잘린다. 대단한 스트레스를 수반하는 게 약점이라 할 수 있다."

내가 취재한 거의 모든 의사들이 공통적으로 말하는 것이 있다. 그것은 "암 3대 요법은 받지 않는 것이 좋다"는 것이다.

'치료안내지침'의 엄청난 트릭

그 이유에 대해 아보 교수는 이렇게 말한다.

"암의 3대 요법이 (암) 사망률을 높이는 주된 원인이다. 물리적으로 암세포를 작게 하는 것만으로 골수의 조혈소(造血巢)는 파괴된다.

나아가 강력한 스트레스로 교감신경의 긴장상태가 계속되고 림프구의 생산이 억제된다. 그 결과 환자에게는 암의 재생에 저항하는 면역력이 없어진다. 암을 직접 공격한다는 것은 생명을 직접 공격하는 것이다." 도쿄신문 2005.1.9

틀림없는 지언(至言)이고, 의학적으로 보아도 당연한 일일 것이다. 정론이다. 다시 말하자면 현대의 암 치료가 행하고 있는 광기의 만행, 대량 살육 이외의 아무것도 아니다.

그렇다면 왜 이러한 광기의 살육이 버젓이 통과하는가? 아보 교수는 그 원흉이 학회 등에서 작성되는 '치료안내지침'이라고 말한다.

암의 3대 요법이 버젓이 통하는 이유는 치료안내지침에 의해 공적인 보증이 되어 있기 때문이다. 지침대로 치료하면 환자가 죽어도 책임문제는 발생하지 않는다. 암환자를 모두가 달려들어 죽이면 책임이 없다(일본에서 유행된 "빨간신호등도 모두가 함께 걸으면 무섭지 않다"를 꼬집어 빗대는 말)는 뜻이다.

의사에 있어서는 자신을 지킬 수 있는 안내지침인 셈이다. "대학병원이나 암센터 등에서도, 의사 자신이 자기의 머리로 생각하는 노력을 할 필요가 없고, 안내지침서가 발표될 때마다 치료율은 내려가고 있다"고 아보 교수는 지적한다.

이 안내지침이 어떠한 경과를 거쳐서 작성되는가는 상상하기에 어렵지 않다. 제약업자와 의료계의 두목과의 '긴밀한 협력 유착 연대'에 의해서 만들어지고 있다는 것은 틀림없다.

이상과 같이 현재 행해지고 있는 항암제에 의한 암의 화학요법은 완전히 파탄했다. 방사선 치료, 수술 또한 그렇다. 아직도 전국에서 마치 당연한 의식처럼 암환자에 항암제라는 맹독성 발암물질을 투여하는 '살인의 의식'이 엄숙하게 이루어지고 있다.

나는 그 현장의 의사나 간호사들을 책망할 생각은 없다. 그들 또한 희생자라고 말할 수밖에 없다. 다음 기회에는 더욱 항암제의 깊은 문제에 파고들 예정이다.

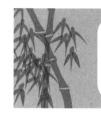

일본의 국민가수 혼다 미나코(本田美奈子)의 비극

" 백혈병이 아닌 항암제로 살해당했다 "

월간 〈Macrobiotique〉 2006년 1월호 게재
일본생협(生協)운동가, 환경문제평론가
후나세 슌스케(船瀬俊介)

❋ 항암제로 물도 못 마시는 고통 속에 죽어갔다

'당대의 국민가수가 항암제로 살해당했다!'

나는 이렇게 생각 안 할 수가 없다. 2005년 11월 6일 가수 혼다 미나코(本田美奈子)가 암으로 사망했다. 향년 38세로, 너무나도 아까운 젊은 나이의 죽음에 전 일본이 울었다.

그녀는 그 해 1월 13일 급성골수성(急性骨髓性) 백혈병으로 진단되어 긴급히 입원하였다. 그녀의 말기는 다음과 같이 기록되어 있다.

"그 투병생활은 처절하였다. 항암제의 부작용으로 입에서 목까지 구내염(口內炎)이 되어 물도 못 마시는 상태에서 죽음 직전 혼수상태이었음에도 불구하고, 눈물을 흘릴 정도로 격심한 고통을 받았다고

한다." 週刊新潮 2005. 11. 7

항암제의 부작용으로 머리털이 다 빠지고 38kg밖에 안 되던 체중은 30kg을 밑돌 정도로 말라 있었다. 그 모습을 상상만 해도 소름 끼치고 고통스럽다. 과연 이것을 제대로 된 치료라고 말할 수 있을까.

5월에 받은 제대혈(臍帶血) 이식은 극소한 효험을 보여 조금 차도가 있었다. 제대혈은 배꼽의 줄과 태반에 포함되는 혈액으로 적혈구나 백혈구 등 혈구성분을 만드는 조혈세포를 많이 지니고 있다. 출산 시 제거한 것을 냉동 보존해 두었다가 백혈병 환자에게 이식한다.

그러나 이것은 분명히 말해서 실로 우스꽝스러운 꼴이 아니겠는가.

❋ 유전자 이상(異常)으로 발병하는 '혈액암'

백혈병이란 도대체 어떠한 병인가? 그것은 '혈액암' 이라 불린다. 피를 만드는 조혈 줄기세포가 암으로 되어 골수나 혈액 중에 이상단백질이 증식한다.

그 백혈구의 유형에 따라 '골수성' 과 '임파성' 으로 크게 나누어진다. 전자는 성인 백혈병의 약 80%를 차지한다.

또한 진행속도의 차이에 따라 '급성' 과 '만성' 으로 구분된다. 급성은 수개월로 생명의 위험까지 있는 경우가 있고, 만성은 서서히 진행된다. 만성 타입도 발병으로부터 3~5년 후에는 급성으로 전화하는 경우가 많다고 한다. 그러나 이것은 병원에서 기존 치료를 받은 환자를 관찰한 케이스다.

그외에 진성다혈증(眞性多血症), 본태성혈소판증(本態性血小板症), 돌발성 골수섬유증(骨髓纖維症), 성인 세포성(細胞性) 백혈병 등이 있으며 후자는 ATL 바이러스의 감염이 원인으로 판명되어 있다.

기타 백혈병은 '원인불명'으로 남아있다. 일본에서의 백혈병은 암 전체의 2~3%로서 비교적 희귀하고 드문 암이다. 단지 기본적으로는 모두 혈구세포의 분화, 성숙기구(成熟機構)에서 유전자 급의 이상이 생겨 발병한다고 한다.

✺ 조혈기능을 파괴하는 무서운 치료

백혈병의 초기 증상은 다음과 같다.

"미성숙 백혈구의 아구세포(芽球細胞)가 혈액 중에 증가하여 적혈구와 혈소판의 정상증식을 저해한다. 이 때문에 빈혈이나 출혈증상이 나타난다. 그렇게 해서 몸의 면역기능의 붕괴로 말미암아 2차적 감염증에 걸리게 된다." 《암 최신치료법》 학습연구사

만약 당신이 백혈병으로 진단이 나면 거의 100% 항암제가 투여된다. 일본에서 백혈병 치료는 화학요법밖에 없다.

"다른 암과 달리 병소(病巢)를 외과적으로 제거할 수 없기 때문에 화학요법을 중심으로 하게 된다. 강력한 화학요법을 하면 암세포만 아니라 정상의 골수세포도 죽이고 일시적으로 조혈능력도 상실하게

된다."《암 최신치료법》학습연구사

현대의 암 치료는 무모하기가 마치 불난 집에 휘발유를 뿌려서 불을 끄겠다는 것과 같다. 전율할 만한 참극의 확대 재생산과 같은 짓이다.

현대의학은 그러한 부작용이나 위험성을 충분히 알고서 하는 일이다. 그렇기 때문에 무균실 사용이나 수혈 등의 지지요법을 하고 있으니, 이는 치료라고 하기보다 눈 감고 아웅하면서 환자를 독살하는 살인행위와 다를 바 없다.

✿ 완치가 안 되니까 '관해(寬解)'라니

이러한 치료는 항암제의 독으로 암이 된 조혈 줄기세포나 백혈구를 죽이는 것을 겨눈다. 이에 의해서 일시적으로 경감 혹은 소멸한다. 이것을 의사는 '관해(寬解)'라고 부른다.

이 관해율은 이젠 80%를 초과한다고 현장 의사들은 자신만만한 태도를 취한다. 그러나 그들이 '완치'라고 부르지 않는 것은 '일시적 억제'라는 것을 충분히 알고 있기 때문이다.

간과할 수 없는 일은 항암제가 인간 생명의 근간이라 말할 수 있는 면역력을 철저하게 공격하는 일이다. 항암제는 세포 분열이 왕성한 세포를 모조리 섬멸해버린다.

그래서 머리털이 빠진다. 혼다 미나코는 치료가 시작되자 곧 탈모

해 버렸고 하루 온종일 모자를 눌러쓰고 있었다고 한다. 젊은 여성으로서 견디기 어려웠을 것이다. 세포 분열이 왕성한 것은 소화기계의 내부 점막세포도 동일하다. 엄청난 구내염으로 물도 마실 수 없게 됨은 당연하다.

그래서 골수 이식, 제대혈 이식 등의 치료를 가하는데, 이들은 조혈기능을 보완한다. 하지만 여기까지 악전고투해도 별 보람이 없다. 일례로 그녀가 고통 받았던 급성골수염의 5년 생존율은 40% 미만이다. 60%는 항암제로 고통을 받은 끝에 생명을 잃게 된다.

✺ 액셀러레이터와 브레이크를 동시에 밟다

의료현장에서도 인정하듯이 항암제는 독성으로 환자의 조혈기능을 철저하게 파괴한다. 한편으로는 조혈세포를 투여한다. 말하자면 액셀러레이터와 브레이크를 동시에 밟는 꼴이다.

다시 말해서 성냥과 펌프다. 한쪽에서는 불을 붙이고 다시 펌프로 물을 뿌리는 격이다. 이것은 흡사 만화가 아닌가.

암환자는 이렇듯 우스꽝스럽기 짝이 없는 '거친 치료'를 쇠약해 빠진 상태에서 당하는 것이다. 이는 건강한 사람도 견딜 수 없을 것이다. 더군다나 그녀의 체중은 고작 30kg이었다. 그녀가 견디어낼 재간이 없었을 것이다.

7월에 한 번 그녀는 '관해'로 퇴원했다. 그러나 완치하고는 전혀 다르다. 항암제로 인해서 일시적으로 백혈구 증상이 가라앉았을 뿐이다. 9월에 검사로 재발이 확인되었다. 악성화되어 버렸던 것이다.

❖ 항암제가 '급성 전화'의 원흉이다

이 급성 전화의 이유에 대해서 치유지침서는 절대로 언급을 하지 않고 있다. 그 이유는 암으로 변한 백혈구의 조혈세포에 반항암제 유전자(ADG)가 발동되었기 때문일 것이다. 암세포 내에서 항암제 '독'에 대한 내성 유전자가 작동하는 것이다.

이렇게 되면 항암제의 독(공격력)은 무력화된다. 한편 환자 본체에는 그 독이 사정없이 세차게 쏟아져 내린다. 치료라기보다는 완전한 독살방식으로 돌입한 것이다.

만성의 온화한 백혈병을 흉악한 급성으로 전화시킨 최대의 원흉은 바로 의사들이 필사적으로 투여한 항암제이다. 활활 불타는 집에 휘발유를 뿌렸으니 당연한 결과가 나온 것이다.

내가 저서 《항암제로 살해당하다》에서 고발했듯이 항암제란 독물 바로 그것이다. 즉, 맹독물이다. 건강한 사람도 독을 먹이면 죽는다. 그 맹독을 암으로 쇠약해질 대로 쇠약해진 환자에게 투여하는 것이 현대 암 치료의 정체인 것이다.

1988년 미국 국립암연구소(NCI) 보고서에 의하면 "항암제는 강력한 발암물질이다"라고 단정한다. 그 발암성으로 인해 "다른 장기에 새로운 암을 발병시킨다"는 충격적 보고를 하고 있다. 이것을 일본 학계는 묵살하고 엄중한 함구령을 내렸다.

"백혈병은 유전자 이상으로 발병한다"고 그들도 인정한다. 항암제 는 유전자를 파괴하는 독물이다. 즉, 항암제야말로 백혈병의 강력한 발병인자이며 악화인자인 것이다.

✿ 내장까지 베어내는 잔혹한 고문을 치료라니!

"급성 전환기에 이르면, 급성 백혈병에 준한 화학요법을 행하고 증 상을 억제한다. 또한 비장의 팽창에서 오는 통증을 제거하기 위해서 비장 절제수술을 하는 경우도 있다."

소름이 끼친다는 것은 바로 이러한 일이다. 부작용으로 비명을 지 르는 내장까지 잘라내 버린다니! 심한 통증을 차단하기 위해 주변 신 경을 절단해 버리기도 한다.

이렇게까지 잔혹한 치료를 하고 "그러나 한번 급성 전화가 되면 결 과는 매우 불량해서 평균 생존기간은 반년 미만이다"라는 말에는 어 안이 벙벙해질 따름이다.

무엇을 해도 반년 이내에 죽는다고 태연히 말한다. 급성 전화시킨 것은 당신들이 투여한 항암제가 원흉이 아닌가.

사가(佐賀) 현에서 암 대체요법을 하여 큰 성과를 올리고 있는 야 야마클리닉의 원장, 야야마 도시히코(矢山利彦) 의사는 "항암제 주사를 맞으면 흉악한 암세포만이 살아남는다"라고 말한다. 반항암제 유전자(ADG)의 발동으로 더욱 내성을 가지고 흉포해지는 것이다. 이것이 '급성 전화의 메커니즘' 이다.

※ 면역력은 물론 NK세포를 죽이는 것도 치료인가

큰 소리로 외치고 싶다. 그런데 의사들의 치료안내지침서에는 반항암제 유전자(ADG)의 존재와 작용에 관해서 500페이지 중에 한 자, 한 행도 언급하지 않고 있다.

암세포가 지닌 내성 유전자의 존재에 대해 언급한다는 것은 금기사항 중의 금기사항인 것이다. 그것은 그들의 밥벌이의 먹잇감이 되는 암 치료의 무효성을 정면에서 증명하는 것이기 때문이다.

항암제가 총공격을 하는 것은 모근이나 소화기 점막뿐이 아니다. 최악의 부작용은 조혈기능 파괴다. 적혈구는 격감하여 악성 빈혈이 되고 혈소판도 섬멸되고 내장 출혈이 시작된다. 다장기 부전으로 급사하는 비극도 다발한다. 가장 비극적인 것은 백혈구가 괴멸되어버리는 일이다.

백혈병에 의한 백혈구 격감에 보태서 항암제로 새로이 섬멸된다. 엉망진창인 것이다. 백혈구야말로 암세포와 싸우는 면역력의 가장 중요한 점이며, 그 중에서도 NK세포는 암세포를 공격하고 증식을 억제한다.

NK세포의 감소는 암의 증식을 의미한다. NK세포는 암과 싸우는 자연치유력 바로 그것이다. 그 정예부대에 의사가 투여한 항암제는 맹렬히 달려들어 섬멸한다. 암과 싸우는 우리 편을 철저하게 공격한다. 잔혹한 유머를 넘어서 마음이 얼어붙는다. 항암제의 본성은 암세포의 응원제일 뿐이다.

백혈병에서도 항암제 투여로 가장 좋아하는 것은 백혈병세포다. 이는 보육원생도 아는 이치인데 최고학부를 우수한 성적으로 졸업하고 의사면허를 취득한 훌륭한 의사들은 이해를 못하는 것이다. '바보의 장벽' 이란 바로 이 일이다.

✿ 최후엔 감염증으로 죽는다

혼다 미나코는 무균실에 수용되어 있었다. 그것은 실로 이러한 뒤죽박죽된 치료를 받고 있었다는 것을 의미한다. 강렬한 독의 항암제로 인해서 그녀의 면역력은 갈기갈기 파괴된 상태였다.

밖에서 바이러스 등 병원균이나 기생충 등이 침입하여 쇠약해진 몸은 즉각 좀먹게 된다.

"항암제가 주사된 암환자는 거의가 감염증으로 사망한다"라고 야야마 도시히코 의사는 개탄한다. 바이러스나 곰팡이의 균이 속속 들이닥친다. 최후에 암환자는 대체로 곰팡이투성이가 되어서 죽어간다.

'암환자에게 맹독의 발암성 물질을 투여하여 다른 장기에도 발암시키고 면역력을 다 파괴하고 흉포화된 암이나 감염증으로 마지막에는 죽인다' 이것이 현대의 하얀 탑(병원)에서 행해지는 암 치료의 정체인 것이다.

더욱이 이러한 일을 의사도 간호사들도 성심성의, 사랑과 열정을 다해서 행하고 있으니 견뎌낼 수가 없다. 그러나 '살해되는 측'은 그야말로 악전고투의 처절한 고통을 맛보게 되고 숨을 거둔다. 실로 전율할 만한 학살이라고 말할 수밖에 없다.

❀ 독 때문에 전신의 장기가 절규한다

백혈병에 잘 쓰이는 항암제 엔도산(CPA)이 있다. 아마 혼다 미나코도 투여 받았을 것이다. 그것은 'DNA 등 유전자의 고리를 알킬화(변성)하여, 그것들의 합성을 방지하고 암세포의 증식을 정지시킨다'라고 전문서적에 쓰여 있다.

이 항암제의 부작용은 ① 경련과 의식장애, ② 혼수, ③ 매스꺼움과 구토, ④ 쇼크, ⑤ 골수 억제 (조혈기능 파괴), ⑥ 혈뇨, ⑦ 표피 괴사, ⑧ 간질성 폐렴, ⑨ 심근장애(심부전 등), ⑩ 동통(쑤시는 듯한 통증)…… 이외에 20가지 이상 있어 다 쓸 수가 없다. 보다 상세한 것은 나의 저서 《항암제로 살해당하다》를 참고하기 바란다.

너무나 섬뜩하고 어안이 벙벙해서 말이 막히는 사람이 많을 것이다. 그녀의 유족이 이 수십 가지의 부작용군을 보고는 졸도할 것이 아닌가. 특히 ③ 매스꺼움과 구토는 백혈병 치료에서 환자의 91%가 고통을 받는다.

그녀는 "항암제의 부작용으로 사망했다"라고 말함은 정확치 않다. 옳게는 항암제를 사칭한 맹독물의 투여로 "독살되었다"고 해야 한다.

이상의 ①~⑩이나 지면상 다 쓰지 못한 20가지 이상의 부작용은 실은 독에 의해서 장기가 절규하는 부르짖음이다.

❋ 항암제는 백혈병을 유발한다

백혈병의 원인에 대해서 도카이(東海)대학 의학부장, 홋다 도모미쓰(堀田知光) 교수가 충격적인 증언을 하고 있다.

"방사선이나 항암제 등의 화학물질은 백혈병을 유발하는 원인의 하나로 생각되며, 과로나 스트레스는 체내의 면역력을 감시하는 NK 세포를 감소시키는 것으로 여겨진다. 이 면역력의 저하가 백혈병을 위시한 리스크(위험)의 증대로 연결된다." 주간 포스트 2005.11.25

내가 《항암제로 살해당하다》에서 지적한 사항과 동일한 말이다. 여기서 현역 전문의이자 교수이기도 한 의사가 스스로 암 치료의 방사선, 항암제는 백혈병 등을 유발한다고 명확히 인정하고 있는 점은 주목할 만하다.

정상적인 생각의 소유자라면 "이상하지 않느냐!"라고 책상을 치면서 일어설 것이다. 백혈병 환자에게 백혈병을 유발하는 독을 주다니

과연 그것을 치료라고 할 수 있는가. 아마도 제대로 답변할 수 있는 의사는 한 사람도 없을 것이다. 그저 말이 막히고 파랗게 질려서 서 있을 것이다. 그 광경이 눈에 선하다.

분명히 본심으로 답변하여 보라. "항암제는 백혈병에는 듣지 않아도 병원 경영에는 잘 듣는다"라고.

❀ 끝까지 버티는 사람, 과로, 스트레스는 위험하다

인과응보라는 동양의 속담이 있다. 나쁜 짓을 하면 나쁜 결과가 나온다는 뜻이다. 이것을 '인과율'이라고 부른다. 혼다 미나코가 백혈병이라는 나쁜 결과를 당한 것은 나쁜 원인이 있었을 것이다.

그 나쁜 원인을 한번 생각해 보자. 보도되는 여러 정보에 공통되는 그녀의 이미지는 '버티는 사람'이다. 생전의 그녀를 아는 사람들은 이구동성으로 말한다. "일에는 절대 부실하지 않았다"라고.

최고의 예방법은 최고의 치료법이다. 그녀의 백혈병의 원인은 핵심을 말하자면 한마디로 과로였을 것이다. 거기에 버티는 기질의 진지한 성격까지 포함된다.

앞에서 말한 야야마 의사는 환자들에게 암에 걸리지 않는 비결이라고 할 수 있는 생활지도를 행하고 있다. 그것은 그가 만든 이른바 '가기구게고의 건강법'으로 버티지 않는다, 의리로 살지 않는다, 푸념을 하지 않는다 등의 실천항목들이 있다.

《면역혁명》이라는 저서로 의학계에 선풍을 일으킨 니가타대학의 아보 도오루 교수도 '3과(過)'가 암의 원인이라고 말한다.

그것은 ① 과도하게 일하기, ② 과도로 고민하기, ③ 약을 과도로 복용하기다. 어느 것이나 교감신경의 과도한 긴장을 초래하여 암과 싸우는 면역력(백혈구)을 감소시킨다.

❈ 예능인에게 왜 백혈병이 빈발하는가

특이한 일은 예능인에게는 백혈병이 많다는 것이다. 여배우 나츠메 마사코(夏目雅子), 배우 와타나베 겐(渡邊謙), 가부키 배우로 유명한 이치가와 단주로(市川團十郞), 배우 요시이 레이(吉井怜), 격투가 앤디 훅 등이 백혈병에 걸렸다. 웃음보따리 짝꿍, 컨닝구 나카지마 다다유키(中島忠幸)도 이름이 알려지기 시작하고, 인기가 급상승했던 2004년 말 발병하여 투병 생활로 들어섰다.

일본인의 백혈병 발병위험도는 10만 명당 약 6명이다. 이에 비해 예능인은 약 1만 1,000명당 6명으로 평균치로 말하면 0.6명 정도의 발병률이어야 할 것이다. 무명 탤런트로서 백혈병에 쓰러지는 예를 고려하면 상당히 높은 발병률로 간주된다.

그들에게 공통된 것은 우선 과밀한 스케줄을 들 수 있다. 내일의 보장이 없는 불안감으로, 의뢰가 온 일은 차례로 스케줄에 짜 넣는다. 혼다 미나코와 동일한 비극을 겪은 나츠메 마사코도 연일 쉬지 않는 무대 출연으로 발병하였다. 그녀도 역시 어렸을 때부터 허약하여 수술을 되풀이해서 받았던 것으로 알려져 있다. 그리고 절대로 절차를 생략하지 않는다는 예능계에서도 유명한 '버티는 사람'이었다.

과로, 스트레스, 중압감 거기에다 필사적으로 버티기, 책임감……. 이것들은 교감신경의 과도한 긴장을 초래하여 암세포와 싸우는 면역력(림프구)을 감소시키는 한편, 암세포를 활성화시키는 과립구를 증가시켜 암 발병의 방아쇠가 된다.

이렇게 보면 혼다 미나코가 백혈병에 걸리지 않는 것이 이상할 정도의 과중, 가혹한 나날을 보냈다는 것을 알 수 있다.

❇️ 예능인의 전자파 피폭도 발병 요인

예능인에게 백혈병이 많은 원인의 하나로서 전자파 피폭도 무시 못한다.

나는 예전에 TBC 본사 내의 전자파를 비밀리에 측정한 적이 있다. 복도, 로비에서는 3~4mG(밀리가우스 : 전자파 방출량 단위)가 측정되었는데 이는 일반 가정이나 사무실의 10배 이상이다.

국립환경연구소의 조사에 의하면 1mG에 비해 4mG의 환경에서 사는 아이의 백혈병 발병률은 4.7배라고 한다. 분명히 전자파 피폭은 강한 발병 원인인 것이다.

무수한 조명 램프, 음향기구, TV 카메라 등으로 스튜디오 안은 수십 mG라는 엄청난 전자파 오염공간임은 의심의 여지가 없다.

전자파 생태학의 세계적 권위자인 뉴욕주립대학 로버트 벡커 박사는 실내의 전자파가 10mG를 초과하고 있으면, 즉시 이사를 가야 한다고 충고하고 있다. 그만큼 위험이 과다하다는 것이다.

마찬가지로 무대나 콘서트 회장도 강한 전자파 피폭을 면할 수 없다. 예능인에게는 과혹한 스케줄에 더해서 전자파 피폭이 과중 스트레스로 되어있는 것이다.

예능인을 동경하는 사람은 많으나, 그들은 보통 사람보다도 훨씬 더 발암하기 쉬운 상황에 있다. 이러한 사실도 알아두어야 할 것이다.

✽ 최상의 치료는 절대적인 휴양이다

몸집이 자그마하고 사랑스러운 가희(歌姬), 혼다 미나코를 구할 방법은 없었을까? 나는 그녀를 구할 길은 있었다고 확신한다.

야야마 의사는 이렇게 단언한다.

"현대의 암 치료는 전략이 틀려 있다. 따라서 전술도, 전법도 전부가 틀려 있다. 비유하자면 소프트(컴퓨터의 응용체계)라기보다 CPU(컴퓨터의 중앙제어장치) 자체가 어긋나 있다."

그의 말에 나 역시 동감이다. 우선 그녀에게 필요한 치료는 절대적인 휴양이었다. 암은 마음과 몸의 과로, 교감신경의 과도한 긴장으로 인한 면역력(림프구) 감소에서 발병한다. 그렇다면 심신의 과로, 스트레스로부터의 해방이야말로 최대의 치료법이다.

그러면 그녀의 몸에 구비되어 있는 면역력(NK세포 등)이 회복된다. 다시 말해서 백혈병에의 저항력이 증가하고, 백혈구세포는 감소하여 회복으로 향할 수 있었을 것이다.

그런데 긴급 입원한 그녀는 맹독의 항암제 투여라는 가공할 심신 스트레스의 상황으로 몰렸다. 백혈병이라는 심신 피폐에 가해진 것이 맹독성에다 면역력을 죽이는 '독물 투여'로 심신은 더욱 쇠약해지고, 병세는 악화하여 결국 독물중독사에 이르게 된 것이다.

아이들도 알 수 있는 독살의 시나리오로 그녀는 숨을 거둔 것이다.

❇️ 삼림욕을 하면 면역력이 52.6% 증가

"Change of Air" 기분 전환도 중요한 요법이다. 일상적인 스트레스 자극을 벗어나, 청신한 환경에서 예기(銳氣)를 함양한다. 전지요법이다. 그 효과는 의학적으로도 증명되어 있다.

실제로 삼림욕은 삼림청, 일본의대 등의 연구에서 "NK세포를 증가시킬 뿐만 아니라 세포 내의 항암 단백질을 증가시키고, 면역력의 지표 NK 활성이 증가된다"는 사실이 확인되었다.

스트레스 상태에 있는 12명의 피실험자의 혈액검사를 했더니, NK 활성이 하루 만에 26.5%나 증가하였고, 이틀 만에는 52.6%나 증가해서 연구자를 놀라게 했다.

그것은 삼림의 방향성분 피톤치드의 효과라고 간주된다. 노송나무 정유의 향을 맡은 것만으로 혈압 안정, 맥박 저하, 안정뇌파(α파) 증대 등 스트레스의 경감이 확인되었다. 거기에다 신록으로 둘러싸인 공간의 치유효과도 무시 못한다. 삼림욕의 경탄할 만한 면역력 부활 효과에 놀라울 따름이다.

혼다 미나코도 과밀한 스케줄에서 해방되어 삼림지대에서 정양하면 그 면역력이 급속히 증대하여 백혈병은 진정되었으리라는 것은 틀림없다. 온천지라면 온천에 의한 탕치(湯治 : 온천 목욕으로 병을 고침) 효과도 가미되었을 것이다.

❋ 웃는 것만으로 면역력은 6~7배 증가

웃음의 효용도 간과할 수 없다. "웃지 않는 사람은 암에 걸리기 쉽다"고 암전문의들은 이구동성으로 말한다. 웃으면 활성호르몬(엔도르핀)이 분비된다. 또한 NK세포의 증가를 촉진시킨다.

시바타병원 원장 이타미 지로(伊丹仁朗) 의사는 오사카(大阪)의 난바 그란드 가게쓰(NGK : 유명한 연예홀)에서 19명의 환자를 상대로 유명한 실험을 하였다.

환자들이 희극이나 만담으로 3시간 동안 배꼽이 빠지도록 웃게 한 다음, 혈액 중의 NK세포의 활성치를 측정했다. 그 결과, 대부분의 환자들이 NK세포가 대폭 증가하였다. 놀랍게도 NK세포의 활성치가

6~7배에 달한 환자도 3명이나 있었다.

다른 실험에서도, 웃은 다음 피실험자 16명 중 15명이 암과 싸우는 면역력 인터페론의 활성화가 입증되었다. 웃음으로써 인터페론의 활성화는 최대 70%로 격증하였다.

아보 교수도 웃는 일은 엄청난 효과가 있다고 말한다. 많은 양심적인 암전문의들도 웃는 것은 최대의 암 치료법이라고까지 단언한다.

혼다 미나코가 삼림욕이나 온천에서 느긋하게 지내고, 친구들과 담소하며, 라쿠고(落語 : 일본의 해학만담) 등으로 배꼽이 빠지도록 웃는 휴양기간을 넉넉히 보냈더라면 백혈병은 완치되었을 것이다.

그랬으리라고 나는 확신한다. 거기에는 지옥의 모진 고통인 항암제의 독살이 아니고, 극락 같은 마음의 치유와 평온, 그리고 희망의 매일이 있었을 터이니까. 새삼스럽게 암 치료의 참담함, 잔혹함으로 인해 가슴이 갈기갈기 찢기는 기분이다.

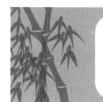

면역학으로 주목받고 있는
아보 도오루(安保徹) 교수 인터뷰

" 면역력을 키우면 암, 만성적인 난치병, 알레르기도 두렵지 않다 "

'면역(免疫)'이라는 몸을 지키는 메커니즘의 측면에서 다시 보니, 각종 질병이 야기되는 과정이 뚜렷이 떠올랐다. 그리고 치료방법이나 예방방법도 떠올랐다. '현대의학에 대한 의문부(疑問符)' – 이것이 지금 주목을 받고 있는 '아보면역학(安保免疫學)'이다.

🏵 지금 알고 있는 암의 원인은 잘못되었다

신문이나 TV에서 여러 가지 유해물질에 관해서 자주 보도되고 있다. 자동차의 배기가스, 자외선, 담배, 각종 식품첨가물, 화학물질…이러한 것들 가운데 많은 것이 암을 일으키는 발암물질이 함유되어 있다고들 말하고 있다. 이러한 물질의 자극에 장시간 노출되면 유전자에 이상이 일어나 암이 야기된다는 것이다.

우리의 머릿속에서 상식으로 되어있는 암의 원인이 실은 다른 데에 있다고 말하는 사람이 있다. "현대의학은 잘못된 방향으로 가고 있다!"라고 가슴이 덜컹해지는 지적을 한 사람은 니가타대학의 아보 도오루(安保徹) 교수다.

그는 도호쿠(東北)대학에서 의학을 배우고, 미국에 건너가 면역학에 관한 연구를 하였다. 2000년에는 위궤양이 위산에 의해서 발생함을 밝히고, 파이로리균이 원인이라는 종래의 정설을 뒤엎는 등 세계적인 면역학의 파이어니어로서 주목을 받고 있다.

아보 교수가 오랫동안의 연구 끝에 도달한 것이 '현대의학에 대한 의문부' 이었다. 그는 하나의 통계 데이터를 예로서 보여준다.

"예로서 담배가 암의 원인이라고들 말하고 있는데 오늘날 흡연율이 매년 줄고 있는데도 그와 반대로 폐암에 의한 사망률은 계속 높아지고 있으니, 이것을 어떻게 설명해야 되는가?"

그가 제시하는 자료에 의하면, 흡연율이 높은 일본보다도 그것이 낮은 구미제국 쪽이 폐암에 의한 사망률이 높게 나오고 있다.

"발암물질이 암을 일으킨다는 것은 아무도 증명을 하고 있지 않다. 다지 상상해서 말하고 있을 뿐이다."

암으로 었을 때 "이 암의 원인은 담배이다" 또는 "자동차의 배기가스이다"라고 자신 있게 지적할 수 있는 의사는 한 사람도 없는 것이다.

암환자 대부분이 면역 억제의 극한 상태에 처해 있다

그렇다면 암의 '진짜 원인' 은 무엇일까?

아보 교수의 말에 의하면, 암환자에게서 무턱대고 자외선을 계속 쏘였다든가, 식품첨가물을 이상할 정도로 많이 섭취했다든가 하는 소리는 좀처럼 듣지 못했다는 것이다. 다시 말해서 생활환경이나 식생활의 면에서는 보통의 생활을 해온 사람이 압도적으로 많다는 것이다. 이어 그는 이렇게 말한다.

"암은 면역 억제의 극한 상태에서 일어나는 병이다. 암에 걸린 사람은 몸속의 면역력이 철저하게 억제되는 강력한 스트레스가 있었을 것이다."

내가 알게 된 사실은 암환자의 거의 대다수가 체내 림프구의 감소로 인하여 '면역 억제' 의 상태로 되어있다는 것이다. 이러한 상태에 빠져들면, 몸 전체를 조정하는 자율신경의 하나인 교감신경이 이상 상태로 되어버린다.

"이는 지나치게 과도한 일을 했다든가, 마음속의 고민이 있다든가, 육체적·정신적으로 강한 스트레스가 원인이 되어 있지 않는가라고 생각된다. 그래서 환자에게 물어보면 그 생각이 제대로 적중하였다. 일이 바쁘고, 매일 잔업 연장근무를 계속했던 사람이 있었다. 또 일과 가사의 양립이 피곤을 가져와 힘들었다는 여성도 있었다. 이러한 것들은 육체적으로 강한 스트레스가 된다. 다른 한편으로는 정신적인 스트레스에 노출된 사람도 있었다. 자녀가 학교에 가지 않는 일로

고민하는 사람, 가정 내의 트러블을 안고 있는 사람 등등 실로 가지
각색의 육체적·정신적 스트레스의 존재를 알아낼 수 있었다."

아보 교수는 암환자들은 공통적으로 강한 스트레스가 배경에 있다
는 것을 알아냈다. 육체적·정신적 스트레스야말로 암의 진짜 원인이
었던 것이다.

❋ 암의 3대 요법은 180도 잘못된 방향으로 진행되고 있다

아보 교수의 연구실에는 전국의 암환자들로부터 매일 여러 통의
전화가 걸려온다. 그 전화의 대부분은 수술을 받았거나, 그후 항암제
나 방사선 조사(照射)의 치료를 받고 있는 환자로서 고통스러운 부작
용을 견디면서 치료를 받고 있는데도 쾌차하지 못한다는 절절한 고
민이 쏟아져 나오고 있다.

그럴 때마다 아보 교수의 충고는 단 한 가지뿐이다.

"지금 받고 있는 치료법을 즉각 중단하십시오. 그러고 나서 부교감
신경을 자극할 수 있는 생활을 하면 1~2년도 채 가기 전에 암이 치
유됩니다."

아보 교수는 누구나 다 신봉해온 수술, 항암제, 방사선 조사는 전
부 틀려 있다고 단언한다. 그리고 그 이유에 대해서 다음과 같이 설
명한다.

지금까지 암의 원인은 체질적이라거나, 발암물질의 자극에 의한

것이라고 생각되어 왔다. 그러나 발암의 진짜 메커니즘을 파악하고 있지 않기 때문에, 사실을 말한다면 아직 치료법은 확립되어 있지 않다고 말할 수 있다.

그 때문에 암은 나쁜 것이니 그것을 제거하거나, 공격해서 작게 만들려는 방법을 사용하고 있다. 그것이 수술이고 항암제의 투여, 방사선 투사라는 치료법이다. 이것들이 '암의 3대 요법'이라고 알려진 것이다. 이것을 많은 환자들은 당연한 것처럼 받아들이고 있다.

그런데 암의 발생 메커니즘의 해명이 잘못된 길을 따라가고 있기 때문에, 그에 기초한 치료법이 항상 옳은 것만은 아니다. 나아가 암의 3대 요법은 면역체계를 억제하는 방향에 있다는 것에 큰 문제가 있는 것이다.

이미 말한 대로 암의 진짜 원인은 강한 면역 억제 상태에 있는 것이기 때문에, 방향이 180도 틀려 있는 것이다. 설사 일시적으로 암이 제압되고 작아졌다손 치더라도, 언젠가는 재발할 가능성이 있으며 그때는 면역력이 약화되어서 암과 싸울 수 없게 되어버린다.

❈ 면역력을 높이면 암은 눈에 띄게 줄어든다

'면역'이란 몸의 이상을 감시하여 몸을 지키고, 이상이 생겼을 때는 고치려는 힘을 통제하는 체계라고 말할 수 있다. 따라서 면역력만 제대로 발휘할 수 있는 상태를 유지한다면, 어떠한 병과도 싸울 수 있는 것이다. 이는 물론 암에도 해당된다.

"암이라고 하면 터무니없이 흉악한 세포를 연상하고, 그것이 생겨버리면 주위의 정상세포를 차례로 파괴해간다는 무시무시한 악의 화신 같은 것을 연상하는 사람이 많은데, 실상인즉 암세포의 생명력은 센 것은 아니다. 건강한 체세포에 비해 훨씬 무력하여 빨리 무너진다."

아보 교수는 이런 지적과 함께 다음과 같은 설명을 덧붙인다.

발암의 연구를 하는 경우 생쥐가 실험에 사용된다. 이때 생쥐에게 암을 발생시키려면, 암세포를 100만 개나 주입해야 한다. 그 양으로 마침내 발암이 된다. 그런데 림프구를 줄인 생쥐, 즉 면역력을 약화시킨 생쥐의 경우에는 1,000개의 암세포로 발암이 된다. 암세포는 그렇게 림프구에 약하다는 이치이다.

건강한 사람의 체내에서도 매일 100만 개 정도의 암세포가 생성이 된다. 그런데 발병하지 않는 것은, 면역력이 작용하여 암세포를 죽이기 때문이다.

아보 교수의 연구에서 림프구를 증가시키는 생활태도로 이행하는 노력을 하면서, 부교감신경을 자극할 수 있는 치료를 행하면 자연스럽게 림프구가 증가되는 것이 확인되었다. 암환자는 림프구의 비율이 백혈구 전체의 30% 미만으로 되어 있다. 이것이 면역이 억제되는 상태라는 것이다. 정상이면 대개 36%의 비율이다.

그런데 림프구가 30%를 웃돌면 암세포가 계속해서 줄어지거나 낮는 것이 확인되었다. 암은 면역력을 강화시킴으로써 고칠 수 있다. 동시에 면역력을 높인다는 것은 암이 예방된다는 것이다.

아보 교수가 말하는 부교감신경을 자극하는 치료법의 대표적인 것이 '자율신경면역요법' 인데, 주로 침에 의한 치료 등에 의해서 행해지고 있다. 몸의 급소를 침으로 자극하는 등 부교감신경을 자극하고 면역력을 높이는 방법이다.

이 치료는 현재 일본 전국의 약 30개소의 의료기관에서 행해지고 있다. 단 최근의 연구에서는 이러한 자율신경면역요법에 의존하지 않아도 암을 치료할 수 있다고 생각하도록 하고 있다.

암에 한정되지 않고 모든 병에 공통되는 일인데 고치려는 환자 자신의 강한 의지의 회복이 최단 코스인 것이다. 누군가가 고쳐주려니 하는 마음가짐은 버려야 한다. 사람에게 의존한다는 것, 무언인가에 의존한다는 것은 결국 '약에 매달리는 일' 로 연계되기 때문이다.

암을 치료하는 4개 항목을 일상적으로 실천하라

그러면 자기 스스로 할 수 있는 면역력을 높이는 방법이란 어떤 것일까. 아보 교수는 다음과 같은 '암을 고치는 4개 항목' 을 제창하고 있다.

첫째, 스트레스가 많은 생활을 피한다.
둘째, 암의 공포로부터 벗어난다.
셋째, 면역력을 억제하는 치료를 받지 않는다(즉시 중단한다).

넷째, 적극적으로 부교감신경을 자극한다.

암의 최대 원인은 '스트레스'에 있다. 그러므로 육체적으로나 정신적으로 스트레스에 노출되지 않게 하고, 되도록이면 그것이 최소화되도록 생활양식을 바꾸도록 한다.

또 하나 중요한 일은 일이나 가사도 70%선에서 멈추는 것이 중요하다. 너무 완벽주의로 100%의 일을 하려고 들기 때문에 아무래도 무리를 감행하기 쉽다. 나 역시 일은 5시, 늦어도 6시에는 마감한다. 생활에 너무 쫓기는 것보다 여유를 갖도록 한다.

여기서 70%라는 것은 100%의 도달점까지 30%가 남는데, 나는 이러한 상태야말로 중요하다고 생각한다. 매일 100%에 도달해도, 그 다음이 없다면 몸의 힘이 빠져버린다. 그것도 스트레스이다.

암이라 선고받거나, 선고되지 않는 경우에도 검진에서 재검사라는 말을 들으면, 그것만으로도 불안감에 부대껴버린다. 이것이 또한 정신적 스트레스가 되어 교감신경이 긴장상태로 빠져버리는 것이다. 림프구가 증가하지 않고, 면역 억제 상태로 되어버리는 악순환을 일으키게 되는 것이다.

암의 치료법으로 상식처럼 수용되는 3대 요법 즉 수술, 항암제 투여, 방사선 조사는 모두가 면역력을 억제하는 것이기 때문에 전술했듯이 분명히 말해서 잘못된 치료법이다.

적극적으로 부교감신경을 자극하는 방법으로는 침 등의 자율신경 면역요법이 있으나, 자기 자신이 할 수 있는 것으로는 현미나 식물성

섬유가 많이 들어 있는 식품, 잔생선, 어패류 등을 중심으로 한 식생활을 실천하는 방법이 있다. 부교감신경은 음식을 먹음으로써 장관을 자극하고 활성화되기 때문이다.

내가 현미나 잔생선, 어패류 등을 권장하는 데에는 이유가 있다. 그러한 식품은 그것만으로도 '하나의 생명체'로서 완결되어 있기 때문이다. 즉 완전한 영양소를 거의 다 포함하고 있기 때문이다. 그러니 몸에 해로울 이유가 없다. 발효식품도 권장한다.

또한 혈행을 촉진하는 것도 부교감신경의 자극으로 연관되므로 매일 적절한 운동을 하라. 가벼운 체조, 산책이 좋을 것이다. 목욕도 효과적이다.

나의 경우에는 매일 아침 5시에 일어나 빠짐없이 산책과 TV 체조를 하고 있는데, 몸의 컨디션이 매우 좋다.

✾ 만성병이나 난치병도 4대 항목의 실천으로 예방하거나 치유할 수 있다

지금까지 독자의 최대 관심사라고 생각되는 암에 관해서 서술하였다. 그러나 '아보면역학(安保免疫學)'은 암에만 적용되는 것이 아니다. 많은 사람들이 고통 받고 있는 요통, 어깨의 통증, 각종 만성병, 류머티즘, 아토피 등의 알레르기성 질환, 나아가서는 난치병으로 알려진 교원병까지도 해당된다.

따라서 이러한 병에 대해서도 앞에 소개한 '암을 고치는 4개 항목'을 '모든 병을 고치는 4개 항목'으로 바꾸어 생각하고 실천함으로써 예방하거나 치료할 수 있다.

"다만 알레르기성 질환의 경우 림프구가 과잉 증가한 '면역항진'의 상태에서 일어난다. 기관지천식 같은 것도 그렇다. 아토피 등은 어린아이에 많은 병이지만 구미형의 식생활이나 과보호 등에 의한 지나친 편안함이 배경에 있고, 부교감신경이 우위를 점한 상태에서 면역항진에 빠져든다. 이러한 상태에 있는 사람은 운동을 더 하거나, 활동적이고 시원시원한 생활양식을 실천하면 좋아진다. 좀 더 긴장하는 편이 낫겠다. 거기에다 구미형의 편향된 식생활을 개선하는 것도 중요하다"라고 아보 교수는 충고하고 있다.

✿ 라이프스타일을 바꾸고 면역력을 높이는 생활로 어떠한 병도 나을 수 있다

현대인에게 무서운 병으로 알려져 있는 암을 비롯해 천식이나 알레르기, 교원병, 류머티즘 등의 난치병 등 그 어느 것이고 '생활양식'의 문제에 원인이 있다고 아보 교수는 말한다.

'무리한 생활', '너무나 늘어지고 편이한 생활' 그 어느 것이나 면역력의 균형을 흔들어 병을 일으킨다.

아보 교수는 이렇게 단언하고 있다.

"어떠한 병도 그 원인은 이제까지의 생활양식의 문제에 있다. 약을 중단하고, 내가 제시한 4개 항목을 필히 실천하라. 그러면 거짓말처럼 병고로부터 해방될 것이다."

앞에서도 언급했듯이 아보 교수의 연구실에는 전국의 의사나 암환자로부터의 문의전화가 끊임없이 울린다. 그는 전화 하나하나에 친절하게 응답을 해준다. 특히 환자로부터 걸려온 전화는 길어지게 된다. 현재의 치료방법에 의해서는 좀처럼 차도를 보지 못하는, 고통스러운 심정에서 참다못해 전화를 걸어온 것이다.

여러분이 매우 절박한 스트레스를 지니고 있는 것이 문제이다. 아보 교수의 '4개 항목'을 꼭 실천해보기 바란다. 반드시 좋은 결과가 따를 것이다.

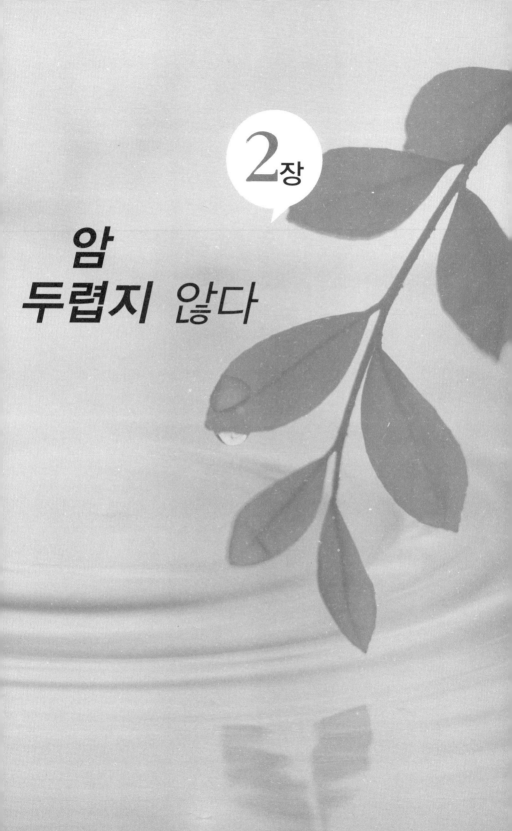

2장

암
두렵지 않다

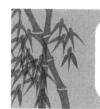

암의 자연요법

✿ 잘못된 식생활과 환경오염이 정상세포를 죽인다

암환자가 격증하고 있다. 현대인은 누구나 자신도 언젠가 암에 걸리지 않을까 하는 공포심으로 전전긍긍하며 살고 있다.

만약 당신이 암이라고 선고를 받았다 해도 하루 한 공기의 밥을 먹을 수 있고, 2km 이상의 거리를 혼자 걸을 수 있으면 아직도 때는 늦지 않다.

다음과 같이 자연요법을 실천하면 회생할 수 있는 희망과 가능성은 얼마든지 있다. 낙담하지 않아도 된다.

병원에서 버림받은 말기암 환자가 자연요법을 실천하여 기적적으로 완치된 예는 많이 있다. 필자의 지도를 받고 암을 완치한 분들의 얘기가 건강잡지에 취재, 보도되어 그간 애독자로부터 문의가 쇄도 하였기에 가정에서 할 수 있는 암에 대한 자연요법을 차례차례로 소 개하고자 한다.

멀쩡했던 사람이 차츰 기운을 잃고 식욕이 떨어지면서 체중이 줄 고 피부가 거칠어지고 원인불명으로 시름시름 앓게 되어 종합병원에 서 정밀검사를 했더니 위암 또는 간암 등 뜻밖의 선고를 받는 경우가 있다.

일단 암으로 판명되면 그날부터 중환자로 취급되어 주위에서는 쉬 쉬하면서 가족들은 절망과 비통에 빠지고 환자 자신에게는 병명을 사실대로 말해주지 않는 것이 하나의 불문율처럼 되어있다.

병원에서 암환자를 치료해서 5년 생존하면 성공했다고 보지만, 암 은 결코 수술이나 항암제, 방사선 치료 등으로 완치되는 병이 아니 다. 그 실체를 알면 조금도 두려워하지 않아도 되고, 불치병은 더더 욱 아니다.

암세포가 발생하는 배경에는 반드시 피가 극도로 오염되고 있다는 것을 전제로 하기 때문에 암은 어떤 경우나 국소병이기 이전에 전신 적인 혈액질환임을 우선 명심해야 한다.

잘못된 식생활과 환경오염 등 왜곡된 문명생활로 인해 혈액이 탁 하게 되어 어느 한계에 이르면 혈액이 본래의 기능을 상실하여 세포 가 부분적으로 죽게 된다. 이때 생체의 위급상태로부터 스스로 모면 하려는 자위수단으로 비상돌파구로 선택된 곳이 바로 암종양 등의 발생부위가 되는 것이다.

암이야말로 위험에 처한 내 생명을 연장시켜주는 정화조나 구명대 역할을 해주는 지극히 고마운 필요악과 같은 것이다.

암 발생의 원인과 배경을 도외시하고 그저 국소에 자리 잡은 종양만을 불구대천(不俱戴天)의 원수 대하듯 재빨리 도려내고 박멸하면 된다는 현대의학의 기계론적 방법론으로는 결코 완치를 기할 수 없다.

❀ 자연식이나 단식 상태에서는 암세포의 증식이 억제된다

암으로 판명되었다 하더라도 당황하지 말고 차분한 심정으로 이제까지 잘못된 생활의 하나하나를 개선하는 노력을 하면 의외로 전화위복의 기적을 만들 수 있다.

암은 함부로 건드리지 않으면 금방 악화되는 것이 아니고 비교적 오래 견디는 만성염증성 질환인데 흔히 서둘러서 악화시키는 일이 많다.

유명 인사나 돈 많은 사람이 암에 걸렸을 때 빨리 손쓴다는 것이 도리어 조기발견에 조기치료하여 조기사망을 재촉하는 경우도 왕왕 있는 것이다.

암은 한번 잘못 건드리면 걷잡을 수 없이 흉포해지기도 하지만 자기를 진실로 알고 순리로 다스리는 사람에게는 다시없이 온순해지는 면이 있다.

암의 특성은 육식 과다나 고단백 영양식을 하면 빨리빨리 자라는 반면, 자연식이나 단식 상태에서는 정상세포보다 암세포의 생명이 약화되어 증식이 억제된다. 그래서 영양공급을 차단하는 기아요법 같은 방법이 암 치료에 효과적인 것이다.

✿ 자연요법의 세 가지 원칙을 지켜야 한다

자연요법이란 몸의 자연성을 회복하기 위한 가장 자연스런 방법으로서 일체 부작용이 없어야 한다. 자연요법에 있어서 다음의 세 가지 원칙을 필수적으로 실행하는 것이 중요하다.

① 마음가짐

암의 발병에는 심리적인 요인이 큰 비중을 차지한다. 심한 충격을 받았거나 마음의 불안, 갈등, 절망, 좌절, 증오감 속에 과로가 겹치면 혈액성상이 언밸런스를 초래하여 암 발생의 소지를 만든다.

암환자의 성격은 대체적으로 공통점이 있는데 너무 외곬적인 성격, 아집과 자만심이 강하고 감정처리가 미숙한 사람, 책임감은 남달리 강하면서도 병적일 만큼 결벽성이 있거나 내성적이고 폐쇄적인 성향으로서 혈액형은 A형이나 AB형에게 많은 편이다.

암을 유발시키는 자신의 잘못된 생활과 습관을 우선 반성, 지양하고 평온한 심정에서 매사에 감사하고 대자연에 순응하는 자세를 가져야 한다. 긍정적이고 적극적인 생각으로 기쁘고 충족된 감정으로 마음을 항시 열고, 남을 도와주는 자세를 갖는 것이 암 극복의 첫 번째 열쇠이다. 병을 치료하기에 앞서 인생을 바꾸는 노력을 하는 것이다.

② 바른 먹거리

현대병은 잘못된 식생활이 그 원인이라 하여 '식원병'이라고도 하지만 바른 식생활을 실천하면 암에 대한 예방과 치료도 가능하다. 먹는 것이 피가 되고, 피가 살이 되기 때문에 우리가 평소에 먹는 먹거리는 체질을 바꾸고 성격과 운명까지도 좌우하는 것이 된다.

암은 주로 편식이 심하고 설탕, 백미, 육류, 가공식품, 술, 담배, 약물을 상용하는 사람에게 많이 생긴다. 그러나 철저한 현미채식을 하되 일정기간 단식 같은 기아요법을 하면 암세포는 정상세포보다 빨리 붕괴된다.

주식으로는 현미 7 : 율무 2 : 검정콩과 팥 1의 비율로 밥이나 미음을 만들어 먹되, 한 숟가락의 밥을 100번 이상 씹어 먹는 것이 비결이다. 타액은 암세포도 분해하기 때문에 오래 씹어 먹음으로써 타액의 분비가 많도록 촉진하는 것이다.

부식으로는 미역, 김, 다시마, 버섯, 당근, 우엉, 연근, 된장, 생무즙, 양파, 마늘, 양배추, 죽염으로 만든 검정깨소금을 이용한다. 그러나 어떤 음식도 과식은 금물이며, 항시 일정한 공복감을 유지하도록 노력하면 암세포는 결코 자라지 않는다. 기도 드리는 마음으로 식사를 해야 한다.

③ 네거티브요법

동의부항으로 하는 네거티브요법은 정혈작용에 의해 매우 위력적인 효과가 있다. 위암, 간암, 유방암 등으로 환부가 딱딱해졌을 때에 그 부위에 동의부항으로 반복해서 시술하면 딱딱한 자리가 신기할 정도로 말랑말랑해지기도 한다.

강력한 진공압력으로 체내에 가스 교환을 하여 환부 일대에 산소를 공급해주고 혈액순환을 촉진하기 때문이다. 부항을 붙인 자리에는 흑자색의 어혈반점이나 수포반응이 나타나기도 하지만 이것은 체내의 노폐물과 유해독소를 분해, 배출하기 때문이다.

네거티브요법에서는 종래의 부항법과는 달리 피는 한 방울도 뽑지 않고 전신에 음압충격만 주는 것이다. 일체 부작용이 없다. 1~3개월간 매일 계속하면 반드시 효과를 보게 된다.

암은 강압적인 방법으로는 완치할 수 없어도 자연요법으로 체질을 개선하여 완치된 예는 수없이 많다. 이상과 같은 세 가지 원칙을 충실하게 실천해보기 바란다.

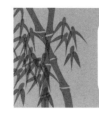

암 필승 100일 작전

🌸 암은 무서운 게 아니다

한국인의 간암 사망률과 40대 사망률이 세계에서 가장 높은 것으로 나타나고 있다.

이를 증명이라도 하듯 요즘 사회적인 지도급 인사 중에서 이제 한창 일할 나이에 '숙환 별세'라는 부고가 신문지상에 종종 나는 것을 보게 된다.

그렇게 쓰러진 사람 중에는 빨리 성공한 사람도 있고, 자기가 맡은 분야에서 뛰어난 능력을 인정받고 두각을 나타낸 사람도 많은데 그런 사람이 자기 건강을 지키는 데는 어쩌면 그렇게도 허술하였는가 싶어 사회적인 인재의 손실이란 점에서 아쉬움이 크다.

현대 산업사회는 모든 분야가 전문화되고 분업화되다 보니 각기의 능력이란 맡은 일에서만 유능하고 전문지식이 필요한 것으로 여기는 데서 질병 치료는 으레 전문의의 소관이라는 고정관념하에 병은 병원에 가야 치료될 것으로 기대하지만 질병에는 성역이 없고 건강의 전문가란 없는 법이다.

내 건강은 스스로 책임지지 않으면 아무도 대신해 줄 수 없다. 경험 있는 전문가는 그저 조언자에 불과할 뿐이다.

현대의학의 암학설은 아직도 원인을 모르고 있어 조기발견하여 조기수술하면 국소적으로 치료되는 것으로 본다. 그러나 암은 어떤 경우이든 국소병이 아닌 전신병이고 그 사람의 인생 전반에 잘못이 있었음을 증명하는 적응반응이다.

암이 내 몸 안에 종양으로 나타나기까지에는 적어도 5년 이상 또는 10년도 넘게 장기간에 걸친 잘못된 식습관, 이지러진 마음가짐 등이 작용하여 혈액의 질이 극도로 나빠지고 면역체계가 약화된 배경에서 큰 좌절감이나 감정의 균열이 있을 때 발병이 되는 것이다.

따라서 암은 이제까지의 빗나간 내 삶의 방식을 개선하라는 신호이고 자연이 나에게 마지막 베푸는 은총이다. 때늦기 전에 자연의 순리에 따라 행동하고 내 몸의 자연성을 되찾게만 되면 상당한 중증의 경우라 해도 기적적인 자연치유의 가능성은 있는 법이다.

자연요법은 스스로 그 매듭을 찾아 푸는 방법들로서 생활개선을 위한 본인의 꾸준한 실천의지가 무엇보다도 중요하다.

암은 한번 잘못 건드리면 걷잡을 수 없이 흉포해지기도 하지만 그

특성을 잘 알고 순리로 다스리면 다시없이 온순하게 주인의 뜻에 따라주기도 한다.

✳ 암은 이렇게 다스려라

내 몸 안에 탄생한 신생물인 암을 마치 아기를 분만한 산모가 온갖 정성으로 그 아기를 보살피듯 다음과 같이 세 가지 항목을 100일 동안 실천하면 반드시 좋은 결과를 기대할 수가 있다.

첫째, 마음을 다스린다.

긍정적으로 낙천적인 마음가짐으로 반드시 나을 수 있다는 확신을 갖고 매일매일 즐겁게 감동을 느끼는 생활을 한다.

내 몸 안에 자리 잡은 암세포를 나를 괴롭히는 원수라고 생각하지 말고 오히려 다정한 친구를 영접하듯 마음속에서 정성으로 섬기면서 수시로 대화한다. 그런 마음으로 임하면 엔도르핀의 분비가 많아져서 피가 맑아지는 것이다.

절망감과 남을 미워하는 마음으로 분노에 사로잡히게 되면 그 순간에도 수많은 백혈구가 파괴되고 피는 극도로 탁해진다.

둘째, 자연식을 철저히 실천한다.

현미채식을 철저히 실천하되 한 숟가락을 100번 이상 씹는 식습관을 들인다. 동물성 가공식품, 수입식품, 설탕, 약물 복용은 일절 금하고 항시 배고픔을 느낄 정도로 소식을 해야 한다.

바른 먹거리를 통해서 피를 맑게 하는 것이 절대적 조건이다. 보다 자세한 방법은 필자의 저서 《매크로바이오틱 건강법》(태웅출판사 발행)을 참고하기 바란다.

셋째, 네거티브요법을 실행한다.

동의부항으로 하는 네거티브요법은 물리적인 정혈요법으로 환부에 계속할 때 딱딱한 부위가 말랑말랑해지면서 처음에는 몸에서 악취가 나고 소변도 탁하지만 이는 독소가 빠져나가기 때문이며 그때 기분은 매우 상쾌해지고 몸이 한결 가벼워진다.

이상과 같이 100일간을 실천하면 반드시 호전되고 놀랄 만한 결과를 체험하게 되는데 그때 방심하면 안 된다. 한번 좋아졌다고 방심하여 과거의 잘못된 생활로 되돌아가면 모든 것이 허사가 되는 것이다.

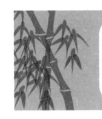

암의 자연퇴축을 위한
실천 요강

몸과 마음과 영혼까지 깨끗하게 정화
- 암 필승 100일 수련

"암 검사 진료는 환자에게 불이익이 되나 병원의 거대한 수입원이
되고 있다"라고 게이오대학의 곤도 마코토(近藤誠) 교수가 폭탄 증언
을 하였는데 수술, 항암제, 방사선과 같은 방법으로는 치료가 안 되
지만 자연식과 정혈요법으로 체내의 면역기능을 활성화하면 자연치
유된 예가 많다.

다음의 표는 암을 자연퇴축하기 위해서 몸과 마음과 영혼까지 깨
끗하게 하는 정화기간과 실천 항목들을 정리한 것이다.

혈액 정화기간	30일~45일	– 현미채식과 부항요법
체세포 신진대사 사이클	100일~6개월	– 일체의 약물 투여, 육류, 우유, 계란, 가공식품, 화학조미료, 설탕을 피할 것
뼈까지 완전 교체되는 환골탈태 기간	3년~5년	– 감성 도야(陶冶)하는 신앙과 취미생활을 할 것 – 공기 좋은 데서 삼림욕, 모래찜질, 옥외활동 * 암 필승 100일 수련 : 매일 자연건강어록을 독송한다.

❀ 자연치유의 법칙

1 감사의 마음

하루 10번 이상 "감사합니다"라는 말을 하라.

2 언제나 미소

하루 10번 이상 소리 내어 크게 웃어라.

3 적극적이고 긍정적인 생각

매사에 적극적이고 긍정적인 마음을 가져라.

4 확고한 믿음과 전폭적인 신뢰

생각대로 이루어진다. '반드시 낫는다'는 확신을 가져라.

⑤ 네거티브요법

부항으로 하는 네거티브요법을 매일 실행하라.

⑥ 현미채식

철저한 현미채식을 하며 한 수저에 100번 이상 씹도록 하라.

⑦ 만보 걷기

매일 만보 걷기로 다리를 튼튼하게 하라.

⑧ 반신욕과 각탕

매일 반신욕 또는 각탕법을 1시간씩 하라.

✿ 암의 원인과 결과의 도표

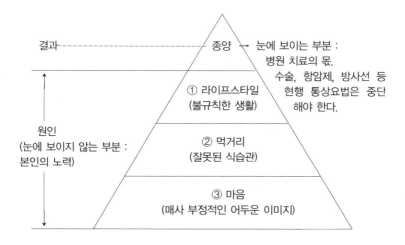

✳ 암의 원인에 따른 자연요법의 처방

	원인	자연퇴축을 위한 처방 (면역력을 강화시키는 방법)
① 라이프스타일	불규칙한 생활습관과 과로, 과식, 과보호, 운동 부족	부항, 반신욕, 침, 뜸 등으로 부교감신경을 자극하여 몸을 따뜻하게 하고 긴장을 풀어 규칙적이고 절제 있는 생활을 한다.
② 먹거리	육식과 삼백식(백미·설탕·화학조미료), 우유, 계란, 기타 가공식품, 폭음, 폭식, 미식, 대식 습관, 약물의 상용	오래오래 씹어 먹는 습관을 들이고, 언제나 약간의 공복감을 느낄 정도의 소식으로 기아요법을 한다.
③ 마음	스트레스, 좌절감, 절망감, 배신감, 두려움, 미워하는 마음, 매사 불평불만 가득한 생활, 위기에 직면해서 도피하고자 하는 잠재의식, 잘못된 상황에도 무조건 순종하는 패배주의	밝은 이미지를 구축하는 게 중요하다. 내 인생, 내 건강이 마음먹은 대로 이뤄진다는 확신을 가져야 한다.

이상과 같이 실천하면 악성 종양의 환부도 자연퇴축이 되고 결코 재발이나 전이를 하지 않는다. 다시 강조하지만 100일 수련 정진 후 일단 좋아졌다 하여 완치로 착각하고 다시 과거의 생활로 되돌아가면 재발의 위험성이 있으나, 평생을 자연식생활과 마음을 플러스 사고로 긍정적인 노력을 하면 재발은 없다.

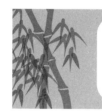

암으로 쓰러진
암전문가들이 주는 교훈

✿ 자연치유력을 활용해야 암을 고친다

일본 국립암센터는 세계적으로 이름난 암 연구기관으로 그 시설과 규모도 크지만 매년 수천억 엔의 연구비를 투자하는 등 암 퇴치를 위해 총력을 기울여 관심을 끄는 곳이다. 그러나 아직 암 퇴치를 위한 뾰족한 대안을 내놓지 못하고 있다.

막대한 국가 예산을 암 연구비로 투입하고서도 그 성과는 부진한 것이다. 이에 대해 일본 국회는 그 원인과 책임의 소재를 밝히려고 중의원 과학기술진흥대책 특별위원회를 구성하여 청문회를 열고 암 전문가를 불러 증언을 청취한 일이 있었다.

당시 국립암센터 책임자인 츠카모토 노리마사(塚本憲甫) 박사가 의학계를 대표하여 증언하였다. 그는 "암의 연구과제는 조기발견의 기술에 있다. 조기발견만 하면 수술을 통해 90%의 암을 완치시킬 수 있다"라고 자신 있게 말했다.

그런 증언을 한 츠카모토 박사 자신이 얼마 후에 공교롭게도 위암에 걸렸다. 그의 말대로 이를 조기발견, 완벽한 절제수술을 하여 본인과 치료팀은 수술결과에 만족하고 완치를 확신하고 있었다.

그러나 1년이 채 안 되어 간암으로 끝내 사망한 쇼킹한 사건이 있었다. 츠카모토 박사는 수술 후의 회복기에 영양공급을 위해 육식 등 고단백 영양식을 많이 한 것으로 후일 알려졌다.

비단 츠카모토 박사만이 아니고 역대 국립암센터 총장들을 비롯하여, 수많은 암전문가들이 속속 암으로 쓰러지는 사례가 적잖게 있어 왔다.

우리나라에서도 그런 불행한 사건이 있었다. 원자력병원 초대원장이었던 이장규(李章圭) 박사는 권위 있는 암전문가로 해박한 전문지식을 바탕으로 암 계몽 강연과 임상연구 등 활동을 많이 한 분이다.

그런데 그분 역시 폐암에 걸려 현대의학으로 할 수 있는 온갖 치료를 다 했으나 끝내 고치지 못하고 아깝게 세상을 떠나고 말았다.

암 전문기관에서는 이런 사실을 되도록 숨기고 있다. 또 부득이 변명을 할 때는 "암전문가들이 대개 고령자였다. 따라서 그들이 암에 걸리게 된 것은 통계상 확률의 문제이고 우연의 일치일 뿐 특별한 의미가 있는 것은 아니다"라고 말한다.

암전문가들 자신이 암으로 속속 쓰러져 속수무책이었다면, 그것은 암에 대한 현대의학의 한계를 여실히 말해주는 것이라 할 수 있다.

일본은 암의 조기발견 기술이 세계에서 가장 발달했다고 한다. 하지만 그렇다고 암 퇴치가 가능해진 것은 아니다. 선진국일수록 암은 격증일로에 있고 일본은 오히려 암 사망률이 가장 높은데도 아직 뚜렷한 암 치료책을 발견하지 못하고 있다.

그 결과 대안이 없는 조기발견 때문에 수술이나 항암제 투여 등을 서둘러 도리어 조기사망에 이르게 하는 일 또한 없지 않은 게 현실이다. 암세포는 잘못 건드리면 걷잡을 수 없이 흉포해지는 특성이 있기 때문이다.

✿ 조기발견, 조기치료가 도리어 조기사망을 부른다

현대의학에서는 암을 아직도 원인불명의 국소병으로 보고 그저 나쁜 곳을 조기발견하여 빨리 도려내면 낫는 것으로 쉽게 처리하는 경향이 있다.

하지만 암은 조기수술로 그렇게 간단하게 치료되는 국소병이 아니다. 어떤 암이든 그것은 피가 극도로 오염된 나머지 전신적인 혈액질환으로 나타나는 것이다.

조그만 시계 하나를 고치기 위해서도 고장 난 원인부터 알아야 하는 법인데, 하물며 생명체의 중대한 이변인 암종양 발생의 원인을 모르고서야 어찌 마땅한 대안이 있다고 할 수 있겠는가.

암을 정확히 알기 위해서는 현대의학의 미시적 방법보다 거시적인 관점에서 접근하는 것이 바람직하다. 발상의 전환이 선행되어야 하는 것이다. 말하자면 오늘의 문명생활 자체가 문명병의 원인이 되고 있음을 간과해서는 안 된다는 것이다.

문명의 타성에 젖어 자연을 파괴하는 것을 서슴지 않으면서 자기 몸의 자연성마저 망가뜨리고 있는 것이 현대인의 모습이다. 그런 잘못된 생활과 정서가 바로 암을 유발하는 배경이 된다고 할 수 있다.

따라서 암을 극복하기 위해서는 발병의 배경이 되는 환자의 잘못된 생활부터 고쳐나가야 한다. 바른 식생활과 감사한 마음으로 자신의 왜곡된 삶을 철저히 바꾸는 피나는 노력을 통해서만 그 길은 열리는 것이다.

그러한 노력이 필요하다는 것은 곧 의사의 소관이 아니고 어디까지나 환자 자신이 치료의 주체가 되어야 함을 뜻한다.

이제까지의 잘못된 생활습관과 아집을 버리고 바른 먹거리로 체질을 개선하며 피를 맑게 하면 말기암에 이르렀다 해도 아직 희망의 등불은 있는 법이다.

그런데 잘못된 생활습관 등 병의 원인은 놔둔 채 병원에만 의지하여 전문의가 국소의 병집만 깨끗이 끄집어내면 모든 것이 해결되는 줄 착각하는 데서 암은 불치병이 되고 마는 것이다.

필자는 암을 치료하는 의사가 아니다. 다만 스스로 체험하고 터득한 자연건강법의 원리를 일깨워주는 메신저일 뿐이다. 직접 환자를 치료하는 일은 하지 않지만 필자가 가르쳐준 자연식과 동의부항요법으로 병원에서 못 고친 말기 증세에서 벗어난 사람은 매우 많다.

마음의 문을 열고 자신을 바꾸는 자신과의 싸움에서 승리한 사람은 반드시 좋은 결과가 보장된다. 그리고 한 번 나은 사람은 다시 방심하여 과거의 잘못된 습관과 아집으로 되돌아가지 않는 한 재발하는 일은 없다.

인간의 생명에는 스스로 지키고 복원하여 뻗어나가는 신비한 힘이 있다. 그러한 자연치유력을 회복하고 생명의 기(氣)를 활성화함으로써 병이 스스로 낫게 하는 것이다.

결코 수술이나 독한 화학약재로 병을 고치는 것이 아니다. 그러한 인공적이고 강압적인 방법은 증세를 일시적으로 없애주는 것처럼 보이기는 한다. 그러나 이는 근본적인 원인을 제거하지 못한 채 도리어 자연치유력을 손상하고 약화시키는 결과를 낳을 뿐이다.

현대병에는 특효약이 없고 오직 환자 자신의 생활을 바꾸는 것만이 병을 고칠 수 있는 길이며, 그 방법이 다름 아닌 '자연요법'인 것이다.

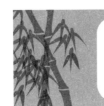

암은 자연치유된다

🏵 암이 자연퇴축되어 기뻐하며 찾아온 부부교사

한번은 지방에서 교직생활을 한다는 분이 필자의 사무실에 찾아왔는데, 첫 대면의 방문객은 덮어놓고 필자에게 자기의 '생명의 은인'이라면서 선물과 함께 정중한 사의를 표하는 것이다.

영문을 몰라 혹시 사람을 잘못 안 것이 아닌가 반문했더니 "기준성 선생님이 틀림없지요" 하면서 다음의 사연을 털어놓는 것이다.

그는 말하기를 자기 내외는 부부교사로 십수 년간 교직에 봉직하면서 넉넉지는 못하나 남매를 키우면서 알뜰한 가정을 꾸려갔는데 1년 전 부인이 뜻밖에 위암으로 판명되었다고 한다. 결국은 병원에서 수술까지 했으나 이미 때가 늦어 절제를 하지 않고 그대로 봉합만

하고 가망이 없는 상태에서 절망에 빠져 있을 때 동료교사 한 분이 《암 두렵지 않다》(중앙생활사 발행)는 책을 서점에서 구해 가지고 와서 보게 되었다는 것이다.

병원에서는 속수무책이었기 때문에 기대는 하지 않으면서도 지푸라기라도 잡고 싶은 심정에서 그 책을 열심히 읽고 한 가닥 희망으로 필자에게 편지로 문의를 해 동의부항도 주문하여 시키는 대로 그동안 쭉 해왔다는 것이다.

가족이 모두 현미식을 하고 환자에게도 오직 현미·율무 미음을 떠먹이면서 환부 쪽에 동의부항요법을 꾸준히 실시했더니 1개월쯤 지나면서부터 기적이 일어났다고 한다.

처음에는 물도 잘 넘기지 못하고 토해버리던 환자가 차츰 현미밥을 오래 씹으면 삼킬 수가 있고 소화가 되면서 4개월 후에는 직장에도 나가게까지 되었다.

6개월 되던 때 병원에 가서 진찰을 한 결과 거의 완치에 가깝도록 종양이 사라졌다면서 담당의사도 "어떻게 이런 기적이 일어났는지 모르겠습니다" 하며 놀라더라는 것이다.

정말 흐뭇하고 반가운 일이었다. 실은 필자는 그 환자나 가족을 직접 만난 일은 없고 다만 몇 번 서신 왕래를 통해 식생활에 대한 기초적인 조언과 동의부항요법을 가르쳐 준 것인데 그대로 믿고 열심히 실천한 결과, 환자는 오직 자기의 힘으로 거뜬히 회복된 것이다.

병을 고치려면 우선 잘못된 식생활부터 바로잡고 인생을 거듭나는 노력부터 선행해야 한다. 그렇게 하여 병원에서 가망이 없다는 암 말기 환자도 자연치유가 되는 예는 수없이 많다.

《암 두렵지 않다》의 원저자인 모리시타 게이이치(森下敬一) 박사는 혈액생리학의 대가로 현대의학에서 출발했으면서도 드물게 동양 고유의 자연의학에 접근하여 골수조혈설과는 다른 장관조혈설에 입각하여 기존의 암학설과 현대의학의 허구를 예리하게 비판하였다.

모리시타 박사는 다음과 같이 갈파하였다.

"두려운 것은 눈앞의 암이 아니라 현대의학 자체가 암처럼 되어가고 있는 데 있다. 그야말로 기형적으로 무분별하게 증식 분열해온 현대의학이야말로 하루빨리 알칼리성의 비옥한 땅 위로 다시 이식되어 진정한 생명과학으로 재건되지 않으면 안 된다. 암이 암(현대의학)에 의해서 정복되리라는 가능성은 절대로 있을 수 없는 망상이고 세기적인 난치병으로서의 암의 등장은 현대의학을 근본적으로 재건하기 위한 사명을 띠고 출현했다고 할 수 있다. 따라서 암의 연구는 장차 의학 재건과 혁명을 불가피하게 할 것이다."

《암 두렵지 않다》는 일본에서 수십만 부가 발행되었고 필자에 의해 한국에 처음 소개되어 많은 암환자에게 희망과 용기를 주었다. 시간이 흐를수록 그의 주장이 옳다는 것이 차츰 학계에서도 인정하는 추세이다. 그는 한국에도 여러 번 와서 필자와 함께 순회강연을 한 바 있다.

암의 예방과 치료는 무엇보다도 철저한 정혈작용이 필요하다. 바른 식생활을 통해 체질을 개선시키지 않으면 안 된다. 주식으로 현미·율무 채식을 해야 하는데 환자는 일체 가공식이나 육식 등을 하

122

지 않아야 하며 무엇보다도 마음가짐을 긍정적으로 갖고 감사한 생활을 해야 한다.

🏵 율무의 효과

율무는 벼과에 속한 1년생 초목으로 탄수화물, 조단백, 유지방, 효소, 미네랄 등이 많고 게르마늄, 기타 항암성분이 함유된 뛰어난 식품이다.

본초학에서는 율무가 이뇨·해독·정혈작용이 있고 자양분이 많아서 모든 병의 치료식으로 좋다고 나와 있는데 특히 종양성 질환에 효과가 있어 이를 상식하면 무사마귀도 떨어진다. 장기적으로 먹으면 위궤양, 종양, 신경통, 당뇨병, 신장병, 간장병, 부인병 등의 치료에도 도움이 되며 피부미용과 입냄새 제거에도 효과가 있다.

그러나 율무가 건강식품이라 해서 과용하면 남성 발기불능이 되는 수도 있고, 임신 초기의 여성이 과용하면 자연유산이 되는 예도 간혹 있다. 특별한 약효가 있는 먹거리는 그만큼 강한 성분의 작용이 있기 때문에 알맞게 사용해야지 덮어놓고 과용하는 것은 삼가야 한다.

암환자는 '현미 6 : 율무 2 : 검정콩 1 : 팥 1의 비율'로 밥을 지어 먹되 한 숟갈에 적어도 100번 이상 씹어서 먹는 것이 비결이다. 되도록 소식을 하는 게 좋다. 언제나 공복감을 느끼고 있을 동안은 암세포는 결코 진행하지 않는다.

현미·율무식을 해도 별다른 효과를 못 보았다는 사람은 대개 성질이 급한 사람으로서 제대로 씹지 않고 먹기 때문이다. 밥알 한 알 한 알이 바로 내 몸을 지켜주는 수호신이라 생각하고 지극히 감사한 마음으로 100번 이상 씹어 먹으면서 환부 쪽에는 동의부항요법을 매일 하루 한 번씩 한 달간 실천하면 반드시 놀라운 체험을 하게 될 것이다.

길은 얼마든지 있다. 그리고 뜻있는 곳에 길은 열리게 마련이다.

현미식으로 암을 이기다

✿ 자연식은 암뿐만 아니라 에이즈도 예방, 치료한다

"자연식으로 암을 고쳤다!"

"현미식으로 암을 물리쳤다!"

이는 지난 1982년 8월 1일자 조선일보와 3, 4일자 한국일보에 연속으로 보도된 기사제목으로 관심있게 보았다면 기억하고 있는 사람도 있을 것이다. 내용은 미국의 한 저명한 병원장이 암에 걸렸었는데 자연식으로 완치했다는 체험기로 미국 의학계에 센세이션을 불러일으킨 글이다.

미국 필라델피아 감리교 병원장인 안토니 사틸라로 박사는 그 부친이 암으로 쓰러진 후 얼마 안 있어 본인마저 골암과 고환암, 전립

선암 등 말기암 선고를 받고 갈비뼈와 고환, 그리고 전립선을 도려낸 후 죽음만을 기다리는 처참한 지경에 있었다.

그때 우연히 '마크로비오틱(Macrobiotics) 건강법'을 알게 되었고, 거기에서 지시한 식사법에 따라 철저한 현미·채식을 실천한 후부터 암이 서서히 사라지다가 반 년 후에 병원 종합진단에서 종양이 완전히 소멸되었다는 기적을 낳게 된 것이다.

사틸라로 박사는 자신의 투병수기에 "아직 과학적 근거를 충분히 제시하지는 못하지만 틀림없는 하나의 증언"이란 단서를 달고 그가 처했던 절망적 상황에서 사투를 벌여 마지막 인간 승리를 이루기까지 눈물겨운 투병기록을 낱낱이 적어 이를 주간 〈라이프〉지에 발표한 것이다.

건강을 회복한 사틸라로 박사는 자신의 투병 간증을 계속하면서 지금 미국에서 자연식 운동의 선봉이 되고 있다.

미국과 유럽 등지에서 요즘 '마크로비오틱 건강법 즉, 바른 식생활 운동이 활발히 전개되어 자연식 붐이 크게 일고 있다. 자연식을 실천하면 암이 나을 뿐 아니라 에이즈까지도 예방과 치료가 된다고까지 알려지고 그러한 기적의 자연치유 사례가 속속 입증되고 있는 것이다.

'마크로비오틱'은 거시적 우주관 또는 생명관이란 뜻에서, 종래 자연을 정복과 수탈의 대상으로 여기면서 이룩한 그리스 이래의 서구문명과 미시적(미크로)·분석적 현대의학의 방식을 반성·지양하고, 우주의 참질서 자연의 법칙에 맞게 생활을 조절하며 인간성의 향상을 도모하는 정신문화, 즉 동양의 우주관과 생활방식의 현대화, 세계화를 부르짖는 식생활운동이다.

이는 한마디로 말해서 동양에 전래된 양생법의 기본사상으로 노자가 말하는 음양원리에 따라 식생활을 해야 한다는 것이다. 체질에 따른 먹거리 선택, 지역적 특성을 중시하는 신토불이식(身土不二食), 계절식, 곡채식이 주가 된 무욕의 식사법이 주요 골자를 이루는 것으로 법도에 맞게 식생활을 하면 온갖 병을 예방하고 치료도 된다는 근거를 제시하고 있다. 구체적인 방법은 필자의 저서 《매크로바이오틱 건강법》을 참고하기 바란다.

지금은 자연식 인구도 많이 늘었지만 현미식이 무엇인지 일반에게는 생소할 때, 필자는 조선일보 건강칼럼 '자연식 합시다'를 1년 남짓 동안 70여 회를 연재한 일이 있는데, 그 무렵에 사틸라로 박사의 암투병기가 나와 필자의 주장을 완전히 뒷받침하여 한때 자연식 붐이 폭발적으로 일어나기도 하였다.

전에 삼우트레이딩의 관리과장으로 근무한 노영채 씨는 뇌종양이 진행되어 발작이 심하고 수술도 어렵게 되었을 때 필자의 지도를 받고 철저한 현미·채식과 동의부항요법으로 6개월 만에 완치되었다.

노 과장의 경이적인 투병 성공을 계기로 그 회사에서는 전종업원의 급식을 현미식으로 바꾸었는데 처음에는 사원들의 항의도 많았으나 1년 후에는 전종업원의 건강이 향상되고 식량이 절약되었으며 작업능률도 향상되어 전국 중소기업 품질관리 경진대회에서 그 회사 취사반을 담당한 왈순네 분임조가 두 번씩이나 연속으로 금상을 입상한 일도 있었다.

🏵 암 치료는 산소를 충분히 공급해야 한다

암세포는 산소가 결핍되거나 무산소 상태에서 잘 자라기 때문에 암 치료에는 산소공급이 요구된다. 암에 효험이 있는 것으로 알려진 인삼, 마늘, 율무, 영지 등에는 게르마늄 성분이 많이 함유되어 있는데 게르마늄 성분의 함유식품은 산소교환 식품이라 암환자에게 권장할 만한 먹거리가 되는 것이다.

그러나 게르마늄도 먹거리 속에 함유된 유기 게르마늄 성분이라야 효험이 있는 것이지 화학적으로 합성하거나 추출해낸 무기 게르마늄은 효험을 기대할 수 없다. 그런데 요즘 게르마늄요법이라 하여 백색 결정의 분말로 된 약품의 다량 복용을 권하는 사례도 있는데 그런 것은 아무 도움이 안 된다.

또 산소공급 식품이라 하여 심해 상어간유로 만든 스쿠알렌을 많이 먹을수록 산소공급이 잘 되어 암 치료에 효과가 있다고 선전하기도 하여 하루에 수십 알씩 복용하는 환자도 더러 있는 모양인데 그러한 것들은 백해무익한 것이다.

스쿠알렌은 하루 서너 알씩 먹는 것은 괜찮지만 다량 투여는 도리어 간장, 신장장애를 유발하고 소화에도 지장을 준다. 판매업자들의 부질없는 농간에 빠지지 말아야 한다.

산소공급을 위해서는 차라리 맑은 공기가 있는 숲을 찾아가서 심호흡을 하는 삼림욕을 하는 것이 보다 효과적이다. 집에서도 아침, 저녁으로 창문을 열고 옷을 벗은 채 대기욕(풍욕)을 하는 방법이 있다. 여름철 바닷가에서 모래찜질을 하는 것도 좋은 방법이 된다.

가정에서 할 수 있는 확실하고 효과적인 방법은 동의부항요법이다. 부항을 붙이면 피부 표면에서 가스교환을 하여 이산화탄소를 뽑아내고 산소를 물리적으로 공급하는 작용을 하는 것이다.

중환자의 경우 부항을 붙인 자리마다 심한 악취가 나와 시술자가 가스중독 증상의 두통을 일으키는 경우도 있는데, 이는 환자의 체내 독소가 배출되기 때문이다. 그럴 때는 소변색도 몹시 탁하고 악취가 진동한다. 독소가 배출되고 나면 차차 냄새도 안 나게 되는데 이렇게 매일 계속하면 피가 맑아지고 자연치유력이 왕성해지는 것이다.

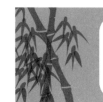

부자는 암 고치기 힘들다

값비싼 비방약만 찾던 간암 말기의 부자를 자연요법으로 치유하다

전에 부산에서 돈 많은 부자이나 간암에 걸려 대학병원에서 수술까지 받았지만 말기증상으로 생명이 얼마 남지 않은 분이 있었다.

필자의 책을 보았다고 그분 형님 되는 분이 찾아와서 꼭 한 번 와 달라며 왕복 항공표까지 예약해서 가져와 간청을 했다.

그러나 필자는 왕진 같은 것을 하는 의사가 아니다. "병이란 언제나 본인의 잘못된 생활과 식습관에 원인이 있으므로 잘못을 바로잡으면 스스로의 힘으로 나을 수 있다"는 자연건강원리에서 그러한 방법을 가르쳐주는 메신저일 뿐이다.

실천할 의지만 있으면 누구나 손쉽게 자가 치료를 할 수 있다. 모처럼 찾아온 분에게는 미안한 일이었지만 집에서 하는 동의부항요법과 자연식의 방법을 자세히 가르쳐준 것으로 그쳤다.

그런데 얼마 후에 부산에서 강연 일정이 있어 전화연락을 하였더니 그 환자가 자기 집으로 꼭 한 번 와달라며 차를 보내왔다. 호화별장에서 풍족한 생활을 누리는 50대 초반의 환자는 병색이 완연하였는데 대화를 해보니 아집과 교만이 몸에 배어 사람을 내려다보는 버릇이 있었다. 대화가 겉돌고 동문서답 격이 되어 공연히 왔구나 싶었다.

그 환자는 자연요법보다 값비싼 비방약만을 찾고 있었다. 말을 들어보니 몇백 년생 산삼과 외국에서 구해왔다는 사향, 그리고 웅담과 녹용 등 몸에 좋다고 하면 무엇이나 고가의 희귀약을 매일 복용한다는 것이다. 하루 복용하는 약값이 수백만 원이 넘는다고 한다.

얼마 남지 않았다는 생명을 돈을 퍼부어서라도 연장해 보겠다는 정성이 참 딱하고 측은했다. 환자 측근에는 희귀약을 수소문하고 구하러 다니는 전담인이 있어 대화 중에도 그러한 전화가 수시로 걸려오기도 하였다.

본인의 말에 의하면 이제까지 자기가 하고 싶은 일, 갖고 싶은 것은 무엇이나 얻을 수 있었는데 건강만은 마음대로 안 된다면서 자기 병을 낫게만 해주면 돈이 얼마가 들든 괜찮다는 것이다. 그 환자와의 대화 내용을 간추리면 다음과 같다.

환자 : 주치의의 말에 의하면 수술은 매우 성공적이었다고 하는데

담도가 막혔는지 황달기가 차츰 더해가고 값비싼 약을 많이 먹고 있지만 호전되지 않고 나날이 악화되고 있소. 선생이 좋은 비방이나 약이 있으면 가르쳐 주시오.

필자 : 방법이 있기는 합니다마는 선생은 값비싼 약에만 의존하려 하는 생각 때문에 도리어 병을 악화시키고 있습니다. 왜 그동안 동의부항요법과 자연식을 해보지 않았습니까.

환자 : 유명한 박사가 최신 의술로 수술해도 못 고친 것을 부항을 붙인다고 무슨 효과가 있겠으며 입맛이 없어 맛있는 음식도 별로인데 소화하기 힘든 현미밥을 먹으라니 그게 무슨 약이 되겠소.

필자 : 선생은 자신이 왜 간암에 걸렸다고 생각하십니까.

환자 : 의사가 모르는 것을 내가 어떻게 알며 의사가 그 문제를 해결해야 하는 것 아니요. 나는 이때까지 유명한 의사를 여러분 불러다 만나봤고 사례도 충분히 했지만 아직 길을 못 찾고 있소.

필자 : 원인을 모르고 어떻게 처방이 나올 수 있겠습니까. 그 원인은 유명한 박사라고 해서 아는 것이 아니라 선생 자신의 잘못된 생활에 있는 것입니다.

환자 : 내가 무엇을 잘못했단 말이오.

필자 : 죄를 많이 지은 탓이지요. 선생은 자기가 지은 죄값으로 중병에 걸린 것을 깨달아야 합니다. 죄 닦음을 하여 인생을 거듭나야 병을 고칠 수 있는 희망이 있습니다.

환자 : 너무 무례하오. 내가 무슨 죄를 지었다는 거요. 환자의 마음은 위로와 희망을 얻고자 하는 것인데 나에게 그런 당돌하고 무례한

말을 하는 사람은 당신이 처음이오.

필자 : 무례함을 무릅쓰고 나는 옳은 조언을 해드리려는 것뿐입니다. 이제부터 내가 하는 말뜻을 이해하신다면 희망이 있을 것이고 그렇지 않으면 인연이 없는 것이니 물러가겠습니다. 원래 좋은 약은 입에 쓰고 바른 말은 귀에 거슬린다고 하지 않습니까. 불쾌하게만 여기지 말고 내 말을 한번 들어보시겠습니까.

환자 : (묵묵부답. 한참 후에 언짢으면서도 마지못해) 말해 보시오.

필자 : 선생은 평소에 남에게는 인색하고 가혹하면서도 자기 몸을 위해서는 온갖 값비싼 보약과 고량진미를 먹어왔을 것이오. 속담에 꾀를 낸다는 것이 죽을 꾀를 낸다는 식으로 너무 무절제한 미식의 습관이 자신의 소화기관과 간장을 지나치게 혹사한 나머지 발병이 된 것입니다. 산삼, 사향, 곰쓸개즙 같은 것이야 독한 항암제 투여와는 다르지만 그것도 적량을 간혹 필요에 따라 쓴다면 몰라도 그런 비싼 약이라 해서 병을 낫게 하는 것은 아닙니다. 선생보다 더 돈 많은 그리스의 선박왕 오나시스도 세계의 명의를 마음대로 불러다 좋다는 치료는 다했지만 결국은 자기 병을 못 고치고 죽었습니다. 돈만 알고 권세가 있는 사람일수록 병을 고치기 힘든 법입니다. 우리나라에서도 유명인사들, 예를 들면 청와대 경호실장을 지낸 박종규 씨나 그전 IOC 위원 김택수 씨도 간암으로 50대에 세상을 떠났고, 암의 대가로서 원자력병원장을 지낸 이장규 박사도 자신의 폐암을 못 고치고 죽었는데 그분들의 권세가 결코 선생보다 못하지는 않았을 것입니다. 그러나 돈 없는 사람은 자연요법으로 말기암에서도 낫는 예가

얼마든지 있습니다. 겸손하고 감사한 마음으로 자기의 잘못된 생활을 바꿔서 현미식과 동의부항요법으로 피를 맑게 하면 기적적으로 나은 예가 많습니다. 마음의 문을 활짝 열고 남을 돕는 마음, 베푸는 여유를 가지면 체내 엔도르핀의 분비가 잘 되어 피가 깨끗해집니다. 건강을 잃고서 천하의 재물이 무슨 소용이 있겠습니까. 잘못된 생활, 사악한 마음을 그대로 놔둔 채 병만을 전문의에게 맡겨 놓고 고치려 하니 안 되는 것이지요.

이상과 같이 극약처방 같은 직언을 서슴지 않았는데 그래도 인연이 있었는지 환자의 마음이 수그러지면서 내가 시키는 대로 자연요법을 해보겠다고 했다. 그래서 하룻밤을 묵으면서 동의부항요법의 시술을 해주고 현미식 7호식의 요령대로 일체의 약을 끊게 하고 한 숟가락을 100번 이상씩 씹어 먹도록 가르쳐 주고 돌아왔다.

그 후로 그 환자는 병세가 기적적으로 호전되어 몇 년을 무사히 지냈는데 나중에 소식을 들으니 미국에 있는 딸에게 간 후 소식이 끊겼다고 한다.

✿ 간암이 3개월 만에 기적적으로 완치되다

앞에 소개한 사례와 다른 예로, 인천 영종도에 사는 이창근 씨의 이야기를 해보겠다. 그는 1981년 61세 때 말기 간암에 걸려 필자를 처음 만나 지도를 받고 동의부항요법으로 3개월 만에 기적적으로 완치한 분이다.

그의 투병수기는 건강잡지에도 소개되어 독자로부터 많은 문의가 왔었는데 자연요법을 널리 알리는 것이 재생의 보답이고 자신의 사명이라 하며, 암환자가 찾으면 전국을 다니면서 무료자원봉사를 하여 수백 명의 암환자를 소생시킨 바 있다.

그는 가난한 생활 속에서도 물욕이 없고 지극히 선량한 성품을 지닌 분이었다. 진정한 이웃사랑으로 70평생을 봉사활동을 하다가 과로가 원인이 되어 얼마 전에 작고하셨다. 평소에 술을 좋아하고, 남 돕는 일에 기를 쓰고 무리를 예사로 하면서도 자기 몸을 돌보는 데는 소홀히 하였던 것이다.

암 완치를 계기로 거듭난 인생을 값지게 살면서 봉사활동으로 생애를 마친 이창근 선생의 영전에 이 자리를 빌려 충심으로 경의를 표하며 명복을 빌고자 한다.

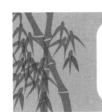

암은 누구나 치유될 수 있다
-그러나 속단은 금물

🌸 간암 말기에 찾아온 산부인과 원장

산부인과 원장을 한 분이 간암에 걸려 말기에 이르렀을 때 필자에게 자연요법의 지도를 받으러 온 일이 있다.

그는 모교의 대학병원에 입원하였는데 수술도 어렵다 하여 항암제를 계속 투여한 결과 머리카락이 다 빠지고 초췌한 모습으로 희망을 잃고 있을 때 자연요법에 이해가 깊은 그의 장인의 간곡한 권유에 따라 필자를 찾아오게 된 것이다.

필자는 찾아온 사람의 신분을 가리지 않고 조언을 원하는 사람에게 자가 치료방법으로서 자연식과 동의부항요법을 설명해주고, 발병에 이르기까지의 환자 자신의 잘못된 생활이나 습관을 스스로 개선하는 길을 찾도록 지도를 해준다.

종합병원에서는 흔히 3시간 기다려서 3분 진료를 받는다는 말처럼 전문의 한 사람이 하루에도 수십 명에서 백여 명의 진료도 가능하겠지만, 필자의 경우는 환자 한 사람을 위해서 자연요법을 제대로 전수하려면 몇 시간 아니라 며칠이 걸리기도 한다.

많은 사람들에게 강연을 하는 일은 쉬운 일이지만 불치병 선고를 받은 절박한 심정의 환자 개개인의 특성에 맞게 개인지도를 하는 것은 여간한 정성과 인내심이 아니고서는 통하지 않는다. 환자는 무조건 매달리려 하면서도 한편으론 의심하는 경향이 강하다.

그런 점에서 현대의학의 의사가 필자를 찾아와서 자신의 병을 병원치료가 아닌 공인되지 않은 자연요법에 맡긴다는 것은 흔히 있는 일이 아니고 파격적인 일이다.

필자의 설명을 듣고 난 후에 그는 비로소 자신이 산부인과 원장이라고 밝히면서 이렇게 말하였다.

"의사인 내가 불행히 간암에 걸려 모교의 병원에서 치료받고 있는 중인데 지금 종양의 크기가 20cm 정도로 커서 복부를 만지면 손에 잡히기도 합니다. 이대로 진행하면 아마 2~3개월 정도밖에 버틸 수 없어 할 수 없이 항암제 투여의 고통을 참으면서도 체력을 보충하기 위해 내키지 않는 육류도 억지로 먹어왔습니다. 이제부터는 자연식으로 완전히 바꿀 터이니 잘 좀 지도해 주십시오."

그는 필자의 권유에 따라 그 후 병원에서 퇴원하여 시골로 가서 전지요양을 하면서 수시로 전화 문의를 해왔다.

환부 쪽에 부항을 붙였더니 짙은 색소반응이 나오고 악취가 나는데 왜 그러냐, 현비 7호식을 하면서 녹즙을 마셔도 되느냐, 복수가 찼는데 좋은 방법이 없느냐, 토사요법(土沙療法)이 좋다고 하였는데 흙 속에서 8시간을 꼭 있어야 되느냐 등등 한밤중에도 귀찮을 정도로 전화를 하였다.

필자가 쓴 책들을 정독하면서 계속 질문을 해오니 더욱 책임감을 느끼게 되고, 한편으로는 현대의학의 의사를 자연요법의 신봉자로 만드는 계기가 되니 보람도 있었다.

'궁즉통' 이라고나 할까. 그렇게 열심히 노력한 보람이 있어 2개월 후에 검사한 결과, 기적적으로 종양의 크기가 절반으로 줄었고 4개월 후에는 완전히 사라졌다.

6개월 후에 그는 이제 완치가 되었으니 정상생활로 돌아가 다시 산부인과 병원일을 시작한다는 연락을 해왔다.

그래서 필자는 아직 호전단계에 있을 뿐 완치라고 하기에는 이르니 절대로 방심해서는 안 되고 앞으로 몇 년간은 투병생활을 일관되게 계속하라고 일렀다.

그러나 그는 "검사결과 종양이 깨끗이 없어졌으며 의학적으로는 완치가 된 것이니 그 이상 무엇을 바라겠습니까. 설사 문제가 있다 하더라도 자연요법의 방법을 알고 있으니 재발이 되면 또 그렇게 다시 시작하면 되지 않겠어요"라고 하면서 막무가내로 그전 병원장 생활로 돌아갈 생각을 고집하였다.

그렇게 하여 산부인과를 다시 개업한 그는 그동안 쉬고 있던 기간을 보충이라도 하려는 것처럼 과로를 거듭한 끝에 8개월 만에 다시 재발이 되었다. 자연요법을 다시 시작하였으나 1년 8개월 만에 아깝게 세상을 떠나고 말았다.

❇ 암 완치 후에 방심하면 안 된다

산부인과 의사나 외과 의사는 평소에 피를 보는 직업이어서 스트레스가 심한 편이다. 그것을 해소하기 위해서 수술 후엔 으레 독한 양주를 마시고 육식도 많이 하는 경향이 있다.

그러한 습관이나 정서적 불안이 되풀이되면 발암의 유력한 조건이 되기도 하는 것이다.

필자가 가르쳐준 대로 자연요법을 열심히 실행하면 중증의 환자도 대개 2~3개월에 신속하게 호전되는 경우가 많은데, 실은 그때가 가장 중요한 고비라고 할 수 있다.

환자나 가족이 기대 이상으로 빨리 좋아지다 보니 흔히들 완치된 것으로 착각하여 방심하게 된다. 하지만 그때는 아무리 자연식을 열심히 한다 해도 이미 때가 늦다.

자연요법으로 2~3개월 만에 호전되는 것은 병세의 방향을 좋아지는 쪽으로 돌려놓은 것에 불과하다. 체질과 습관을 완전히 바꿔 완치를 보장하려면 적어도 5~7년간 꾸준한 투병생활이 필요하다.

현미채식이 완전히 체질화되어 육류나 설탕, 가공식 등 유해식품은 스스로 먹고 싶지 않게 되고 그렇게 해서 언제나 맑은 피가 전신을 돌며 자기 몸과 마음을 자유자재로 통제할 수 있는 습관이 몸에 배게 되면 암은 절대 재발하지 않고 평생을 건강하게 지낼 수 있는 것이다.

투병을 계기로 거듭난 인생으로 환골탈태(換骨奪胎)가 될 때 비로소 진정한 인간 승리자가 된다는 것을 명심하기 바란다.

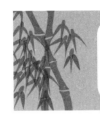

말기 간암을 3개월 만에 극복하다

- 이창근 씨의 간암투병기

🏵 운명의 날 1981년 4월 7일

세상을 살다 보면 누구에게나 잊을 수 없는 사건이 생기게 마련이다. 1981년 4월 7일, 단순한 위장병인 줄 알고 병원을 찾아 나선 나의 생각과는 다른 진단이 떨어졌다.

연대 세브란스병원 의사인 나의 소꿉친구는 조심스레 입을 열었다.

"위가 아니고 간이 나쁘군 그래!"

간이 나쁘다면 두 가지 병밖에 없지 않은가. 나는 친구에게 "간이 나쁘다면 간염인가, 아니면 간암인가"라고 물었다. 그러자 친구는 "암인가 보네, 며칠 후에 다시 한번 와보게" 하고 나지막한 소리로 말하는 것이었다.

암, 육종. 나는 앞으로 얼마나 살 수 있을까. 나는 암으로 죽어간 사람들을 본 일이 있다. 나의 숙모가 그렇고, 나의 동서가 그랬다.

1972년 숙모는 자궁암으로 중앙의료원에서 두 차례 수술을 받았지만 사망하였고, 1978년 동서는 간암으로 한양대학병원에서 15일간 종합진단 끝에 사망하고 마는 참으로 가슴 아픈 일들이었다. 이렇듯 '암 = 불치병'으로만 생각하던 그 몹쓸 병이 나에게도 올 줄이야.

그 후 나는 병원에 입원했다. 그러나 주변에서 암으로 사망한 사람들의 상념이 나를 떠나지 않았다. 여러 차례 수술을 했지만 속수무책으로 죽어가는 사람들. 현대의학으로도 아직은 불치병인 암. 이러한 사실들은 내게 다른 생각을 하게 했다.

'수술로도 완치가 불가능하다. 어렸을 때 조부님이 말씀하시던 단식과 단전호흡법, 그런 방법 같으면 수술하지 않고도 집에서 정신력으로 극복할 수 있지 않겠는가' 라고.

그 같은 생각은 날이 밝자 주위의 만류도 뿌리치고 퇴원의 결단을 내리게 했다. 불안과 좌절, 초조 속에서 한 가지 희망을 걸고 나선 귀향길. 참으로 착잡한 심정이었다.

집에 내려와 있는 내게 하루는 친구가 책 한 권을 들고 문병을 왔다. 그 책은 《만성병을 근치하는 자연식》이라는 책이었다. 잘 읽어보면 투병에 큰 도움이 될 것이라고 격려하며 친구는 돌아갔다.

어차피 잠 못 이루는 밤, 책을 보게 되었다. 자연식이 무엇인지, 정혈이 어떻게 하는 것인지 전혀 알지 못했으나 암에 대한 페이지에 가서는 눈이 번쩍 뜨였다. 평생 처음 보는 글이어서 밤새워 가면서 아침까지 10번 이상 완독을 하고 나니까 "이것만이 내가 살 수 있는 길이다"라는 신념이 생겼다. 그날로 나는 서울행 첫 연락선(영종도에서 출발)에 몸을 실었다.

그 책을 저술한 '자연식동호회' 기준성 회장을 찾아 나선 서울행은 나의 운명을 바꾸어 놓았다.

✽ 자연요법만이 내가 살 수 있는 길이었다

자연식동호회의 도움을 얻어 나는 자연요법으로 암을 치료하기 시작했다. 자연요법은 자연식과 부항요법이라고 할 수 있다. 잘못된 식생활은 성인병의 원인이다. 그러므로 바른 식생활이야말로 문명병 예방과 치료의 요체가 된다. 따라서 몸의 유연성을 회복하기 위한 식생활, 즉 자연식에 대한 식이요법을 나는 시도해야 했다.

또한 산화된 노폐혈액은 만병의 근원이다. 피를 맑게 하는 것은 부항요법으로 가능했다. 부항요법은 피 한 방울 뽑지 않고 신체 요소요소에 부항으로 음압충격을 주어 가스교환, 모세혈관 청소, 혈액순환, 대사촉진 효과를 내어 혈액을 정화시키는 방법이다.

이와 같은 정혈요법은 근본적으로 체질을 개선하고 저항력을 높여 자연치유력을 증진시킨다. 불치의 병으로만 알았던 간암을 이러한 요법으로 퇴치하고 나는 되살아난 것이다.

지금에 와서 나는 "암은 가난한 자만이 살 수 있다"는 신념을 갖고 있다. 암, 동맥경화, 고혈압, 심장병, 당뇨병, 간경변증 등 난치병의 대부분은 감염이 아니고 과보호의 문명생활 자체에 그 원인이 있는 까닭이다.

내가 만약 갑부였다면, 많은 돈이 들더라도 좋다는 방법은 다 찾아다니면서 암을 치료하려 했을 것이다. 그럴 때 암세포만 자라서 나는 곧……

그러므로 현대의 질병은 더하는 방법보다 해로운 독소를 덜어주는 방법, 즉 네거티브요법이 병을 치료하는 데 더 효과적이라는 것을 많은 사람들이 알아야 한다.

❋ "틀림없이 완치된다"는 신념이 필요하다

서울에서 배워온 식이요법과 부항요법을 철저히 실행했다. 먼저 13일간 단식을 했다. 체중이 10kg 이상 줄었다. 나는 이때 사람 뱃속에 그렇게 많은 숙변(체내에 남아 있는 묵은 변)이 있다는 사실에 놀랐다.

묵은 변은 장내에 남아 있어 이산화탄소를 비롯한 갖가지 독소를 내뿜어 피를 오염시킨다. 이것을 생각하니 그동안 정식을 모르고 폭음·폭식을 일삼은 생활들이 부끄럽고 후회스럽기까지 했다.

그 후에 식사는 1일 2식으로 했다. 아침밥은 먹지 않고 오전 중에 감잎차에 메실 엑기스(강한 살균력이 있다)를 타서 한 컵씩 마셨다.

그리고 점심, 저녁 두 끼는 현미 : 율무 : 검정콩 = 6 : 3 : 1의 비율로 밥을 지어 먹었다.

그런데 습관화하기 힘든 것은 현미식사 방법이었다. 현미밥은 한 숟갈을 100회 이상 씹어 먹어야 했다. 그렇게 해야만이 산화된 피를 맑게 하고 자제력과 절제력이 생기기 때문이다. 부식으로는 김, 미역, 다시마, 멸치, 된장찌개, 야채 등을 먹었다. 부항요법은 1일 2회 (오전 10시, 밤 9시) 실시했다.

이러한 방법이 보름쯤 되었을 때다. "틀림없이 나는 완치된다"는 신념이 생기기 시작했다. 부항을 뜬 자리가 흑자색의 가지빛깔에서 엷은 분홍색의 색소반응(색이 짙을수록 몸 상태가 나쁜 것이다)으로 차츰 나아졌고, 쾌식과 쾌변의 증상이 나타났기 때문이다. 이러한 자연요법은 3개월 후 기적을 일으켰다.

3개월 후에 자각증상이 완전히 없어졌을 때 병원에 가서 다시 검사를 해보니 모든 것이 흔적 없이 정상으로 나타난 것이다.

❇ 새로 얻은 삶에 대한 감사와 무료 시술

71세가 된 오늘도 나는 건강하기만 하다. 자연요법의 덕이다. 지금은 예전의 나처럼 암으로 고생하는 사람이 있으면 찾아가서 체험담을 들려주고 자연요법에 대해 설명해준다. 필요하다면 무료로 시술도 하곤 한다.

그러한 자연식과 부항요법으로 암이 완치된 사람만도 16명 정도이다. 그런 까닭인지 올해 3월에 나는 KBS 1TV의 프로 〈가정저널〉과 잡지에 소개되기도 했었다.

이처럼 남을 치료해주는 나에게 다른 목적은 전혀 없다. 내가 새로운 삶을 살게 된 것이 감사해서 나와 같이 암으로 고생하는 이들을 돌볼 뿐이다.

여러 사람의 병을 대하다 보니 깨닫게 되는 것도 많다. 식구 중에 암이나 만성병에 걸린 사람이 있다면 식생활을 바꾸어야 한다는 것도 터득한 한 예다. 잘못된 식생활이 질병을 가져왔기 때문에 비슷한 식생활 습관을 갖고 있는 가족들에게도 걸릴 수 있다는 상당한 가능성 때문이다.

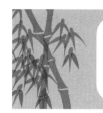

골수성 백혈병을 완치하다

- 진옥선 주부의 체험담
1981년 3월 21일 오후 2시 한국일보 강당에서 제5회 자연식
건강강좌 때에 발표한 체험담을 그 요지만을 간추려 소개한다.

제가 지금 소개받은 진옥선입니다. 저는 올해 39세로 두 아이의
어머니입니다.

백혈병이 무슨 자랑이겠습니까마는 저와 같은 병으로 절망에 빠져
있는 분이나 그 가족이 계시다면 저의 체험담이 도움이 되었으면 하
는 바람에서 이 자리에 서게 되었습니다.

소설이나 영화 속에 나오는 비극의 주인공 병명처럼 알려졌던 백
혈병이 저에게 관계될 줄이야 그 누가 알았으며, 또 제가 이 병을 이
기게 된 것이 한 권의 주간지로부터 시작되었다는 것이 지금 생각해
도 도저히 믿어지지 않습니다.

1979년 1월 11일 청량리 성바오로병원에서 자궁외임신이라는 진
단을 받고 수술대에 누웠는데 그때 백혈구는 25만 8천이고, 헤모글

로빈은 7이라는 엄청난 수치에 그만 수술도 포기하였고 부인과에서 내과로 옮겨졌습니다.

그 당시에는 자궁외임신으로 급히 수술을 하지 않으면 생명이 위태하였고 백혈병 역시 삶을 포기할 수밖에 없었던 그런 급박한 상황이었습니다. 또다시 백혈병에 의한 장출혈로 진단받고 1주일에 걸친 항암제 주사와 그리고 두 병의 피를 수혈 받았습니다. 그리고 골수성 백혈병이라는 선고를 받고 퇴원을 하였습니다.

그 당시에 저를 담당하신 의사선생님은 내과과장 박성학 박사님이었습니다. 선생님의 말씀은 짧게는 3개월, 길게는 6개월을 살 수 있다고 했습니다. 그야말로 말로만 듣던 시한부인생을 제가 살게 되었다는 소식은 저의 온 가족을 뒤흔들어 놓기에 충분했습니다.

며칠 후에 오라는 의사 선생님의 말씀도 잊은 채 견딜 수 없는 절망과 고통 끝에 병원문을 들어서기를 여러 차례…….

2차 입원 지시를 받은 날, 남편은 혹시 오진이기를 바라는 한 가닥 희망에서 서울대학병원에 입원하도록 했습니다. 거기서도 골수검사, 코발트 방사선 동의원소 검사, 염색체 검사, 그 외에 여러 가지 검사 결과 틀림없는 골수성 백혈병이라는 진단이 나와 수입 항암제 마이레란을 한 알씩 먹으라는 처방과 함께 다시 퇴원을 하였습니다.

입원 당시는 김병국 선생님이 저의 담당의사 선생님이었으나 퇴원 후로는 김녹영 선생님이 저의 특진의사 선생님이었습니다.

1979년 당시의 서울대학병원은 새 병동으로 이전하던 때라 간호원 전담제라 해서 보호자의 면회를 제한하였습니다.

148

그래서 남편은 저의 무료함을 달래주기 위해서 책과 신문을 사다 주었습니다. 그때 〈주간중앙〉에 '만성병을 근치하는 자연식' 이라는 기준성 회장님의 글이 실려 있었습니다. 그것이 지금 책으로 나와 있더군요.

그리고 3월 11일자 〈주간중앙〉에 '암의 정체' 라는 글에서 암은 육식과 삼백식품(백미, 백설탕, 화학조미료)이 원인이며 약을 상용하고 또 편식이 심하고 내성적인 사람한테 잘 걸릴 수 있다고 했습니다.

또 3월 25일자 〈주간중앙〉에서는 '율무의 효과' 라는 제목 아래서 《암 두렵지 않다》라는 책이 있다는 것을 알게 되었고 그 길로 서점에 가서 그 책을 구입하게 되었습니다.

저자인 모리시타 박사님의 학설에 의하면 "암은 어떤 암이든지 국소병이 아니고 혈액의 오염에서 오는 전신병이다"라고 했습니다. 그러면서 피를 깨끗이 하기만 하면 정혈로서 본래대로 그 암을 환원시킬 수 있다는 것입니다. 그래서 저는 《암 두렵지 않다》란 책을 몇 번이고 읽으면서 거기서 자신을 얻게 되었습니다.

정혈방법으로는 정신요법을 들었는데 감사하는 마음과 용서하는 마음, 자기가 진실로 암이라는 것을 알고 꼭 낫겠다는 마음가짐을 가져야 한다고 했습니다. 또 식사요법이라 해서 현미·채식을 하라고 했으며, 대기요법에서 암환자는 산소 결핍증에서 발생한다고 했습니다. 그래서 신선한 공기를 많이 대하고 많이 마시려고 노력했습니다. 물리요법도 설명하셨는데 그 물리요법이란 네거티브요법을 말씀하신 것 같았습니다.

현대의학에서 저의 경우처럼 백혈병이라 함은 완전히 성숙하지 못한 미성숙한 백혈구가 그 자체에서 미성숙(유아) 백혈구로 한없는 분열을 일으키는 것입니다.

그래서 적혈구는 줄어들고 백혈구는 숫자만 많았지 그 자체에 항균력이 없을 뿐만 아니라 감염에 약해서 감기가 걸린 경우에는 위험했습니다. 더구나 저는 간과 비장이 부어 있었습니다.

보통 사람의 간은 횡격막 뒤에 가려져서 만져지지 않는데 저는 복부 중앙까지 부어 있어서 의사 선생님께서는 촉진으로 만지셔서 그 횡격막에서 간까지를 자로 재어서 차트에 적어놓곤 하셨습니다.

《암 두렵지 않다》란 책에는 여러 가지 암에 대해 치료한 예가 있었는데 백혈병에 대한 치유 사례는 없어 한편으로는 걱정이 되었지만, 하여튼 책에서 현미를 먹으라고 해서 책 내용대로 따르기로 하였습니다.

그 당시에는 현미를 구할 수가 없었어요. 그래서 벼를 사다가 절구에 찧어서 현미를 만들어 율무와 같이 먹는 생활이 시작되었습니다. 그때가 4월 7일이었던 것 같습니다. 그러면서 4월 17일 세 알씩 먹으라던 항암제를 반 알만 먹으라고 처방이 내려진 날 기준성 회장님을 찾아뵙게 되었습니다.

그때 기준성 회장님께서는 기아요법을 권하면서 조식을 폐지하라고 하셨습니다. 그리고 네거티브요법을 시술하여 주셨는데 부항을 붙인 자리에는 자주색깔이라기보다는 검은색에 가까운 색소반응이 나타났습니다. 그 반응은 오염시킨 나쁜 피를 체내 밖으로 배출시킨 것이었습니다.

또 저에게 모든 약을 끊으라고 하셨는데 저는 그때까지 현대의학만 믿고 있었고 또 권위 있는 의사 선생님한테 약한 터라 "다른 것은 그대로 하겠으나 의사의 처방인 항암제만은 먹으면서 하면 안 될까요"라고 말씀드렸더니 그럼 그렇게 하라고 하시며 단식에 가까운 소식을 부탁하셨습니다.

그 당시 기 회장님은 자연식 건강강좌를 매월 개최하고 계셨는데 저는 매월 그 강좌에 참석해서 저에게 도움이 될 만한 것을 많이 얻어갔었고, 또 미아리에 있는 정농회에서 현미와 농약을 주지 않는 유기농 야채를 구할 수 있는 곳도 알게 되었습니다.

저는 매주 〈주간중앙〉을 사다 봤으며 매일 네거티브요법을 했습니다. 영양 많은 음식과 보약을 먹기보다는 배설에 치중해서 한 공기 식사라도 완전히 소화하고 흡수하는 데 주력해서 장내 찌꺼기 독소로 인한 혈액의 오염을 막는 데 주력했습니다.

기 회장님의 권고대로 남편과 저는 점심, 저녁 두 끼 식사(현미 50% : 율무 30% : 검정콩 10% : 팥 10%의 비율로 지은 밥)만 하며 한 숟가락에 50번 이상 씹어서 먹기 시작했습니다.

그러면서 아침에는 산에 올라 신선한 공기를 마셨고 절에서 생수를 떠다 마셨습니다. 그리고 현미밥과 된장국은 물론 산나물, 김, 미역, 다시마, 멸치, 참기름 등도 먹었으며 환자이기 때문에 그것도 부족해서 강화식품인 효소를 먹었습니다. 그 외에 살구씨도 복용했고 감차라 해서 감잎을 쪄서 말린 것으로 비타민 C가 풍부해 그것을 차로 만들어 마셨습니다.

사실 저는 가공식품을 아주 좋아했습니다. 라면, 통조림, 청량음료, 과자, 주스, 빵 같은 것도 좋아했고 또 마가린, 소시지, 버터 같은 것을 아주 좋아했으며 화학조미료, 백설탕, 진간장, 고기, 달걀 등 하여튼 영양가가 있다는 그런 것만 먹었습니다.

그러던 제가 자연식을 하게 되자 친정어머니께서는 "하루에 세 끼 먹고 또 간식을 해도 몸이 자꾸 약하고 아픈데 어쩌자고 저렇게 끊느냐"고 걱정을 하셨습니다. 그래서 저는 친정어머니께 이렇게 말씀드렸습니다.

"어머니 제가 아무리 잘 먹는다 해도 병원에서는 앞으로 몇 달 살지 못한다고 했으니 제가 하는 대로 내버려 두세요."

이 말에 친정어머니는 더 이상 말씀이 없으셨습니다. 하지만 아침 식사를 거른다고 해도 친정어머니는 10시나 10시 반이면 꼭 아침을 갖다 주고, 나중엔 11시경에 갖다 주시더군요.

사실 처음엔 상당히 배가 고팠습니다. 그런데 지금은 1시 전에 밥을 먹으면 위가 무척 부담스럽고 이제는 버릇이 된 것 같습니다.

그러면서 계속적인 병원검사를 했습니다. 5월 1일에는 헤모글로빈이 12.4, 백혈구가 3,700으로 나와서 약을 복용하지 말라는 의사 선생님의 지시가 있었습니다. 그때부터는 오직 자연식에만 희망을 걸고 더욱 철저히 자연식을 실행했습니다.

왜냐하면 전에 기 회장님께서는 약을 복용하지 말고 자연식으로만 하라고 하셨고 병원에서는 약을 처방해주었는데, 이제는 병원에서도 약을 먹지 말라고 했으니까 병원의 말대로도 되고 회장님의 지시대로도 되므로 더욱 열심히 하게 되었습니다.

대개 약을 먹지 않을 기간이 1개월 정도 된다고 하더군요. 백혈병은 그러면서 서서히 다시 1개월 후 또 혈액 상태가 나빠지니까 약을 다시 먹어야 되고 정상세포까지 마구 파괴하기 때문에 쉬었다가 또 투여하고 하는 건가 봐요.

저의 경우는 자연식을 해서 그런지, 항암제를 먹어서 그런지 정상적으로(저는 자연식 덕분이라고 생각합니다) 조절되어서 약을 먹지 말라고 했을 때 지금부터 제가 할 수 있는 것은 오직 자연식밖에 없다는 것을 알 수 있었습니다.

그 후로 철저히 자연식을 한 결과 5월 29일 4주일 후에는 헤모글로빈이 14.4, 백혈구가 12,500이었습니다. 헤모글로빈이 12 이상이면 정상인데, 제가 처음에 병원에 입원하였을 때 헤모글로빈이 7이었습니다. 그래서 수혈을 해서 10까지 올려놔야지 생명이 위태하지 않다고 했습니다.

그런데 7월 2일에는 헤모글로빈이 13.6, 백혈구가 11,100이었으며 11월 27일에는 헤모글로빈이 14.0, 백혈구가 11,300이라는 놀라운 결과에 이제 백혈병을 이겼다는 기쁨과 자신이 생겼습니다.

죽음의 그림자는 멀어지는 것만 같았고 제가 이제까지 간직하고 있었던 1차 입원 때 항암주사제 10앰플 중 5앰플은 입원 때 쓰고 나머지는 다음 입원 때 쓰자고 했던 것을 이제는 땅속 깊이 묻어버리게 되었습니다. 이 얼마나 놀랍고 꿈같은 일입니까?

한 사람의 생명이 나의 의사와는 관계없던 의사의 손에 매달려 있던 것이 내 노력과 의지로 어떻게 할 수 있다는 것에 한없는 기쁨마저 느꼈습니다.

만약 제가 자연식을 몰랐고 현대의학만 믿고 항암제만 계속 투여했었다면 숱한 경제적 지출을 감수하면서 지금도 병상에서 신음했을 것이 틀림없고 항암제 부작용으로 인한 심한 구토증, 탈모, 폐경, 불임 등으로 신음하면서 지금쯤은 저 세상 사람이 되어 이 자리에 설 수 없게 되었으리라 생각합니다.

항암제를 계속 투여할 경우에 폐경이 된다는 의사 선생님의 말씀이 있었으나, 증상이 호전되자 의사 선생님께서 마침 정상이니까 약을 복용하지 말라고 하셨습니다.

1980년 6월 6일, 청량리 성바오로병원에서 임신 3개월이라는 진단을 받게 되었습니다. 당시에 저는 겁이 나서 내과 박 선생님을 찾았는데 선생님은 너무나 뜻밖이라며(시한부생명인 제가 1년이 훨씬 지난 후 그 자리에 서 있으니까) 무척 놀라시는 표정이었습니다.

제가 임신을 하게 되니까 몸 건강이 무척 나빴습니다. 그래서 선생님께 소파수술을 하여야 될 것 같다고 의논드리고 수술을 하기로 했습니다.

그런데 수술을 받기로 한 날에 내과 선생님과 부인과 선생님이 상의하신 끝에 입원을 하고 여러 가지 종합검사를 하지 않고는 수술을 할 수 없다는 것입니다. 막상 목록에서 차트를 꺼내들고 보니 의사 선생님들은 너무나도 겁이 났던 것이었습니다. 할 수 없이 입원해서 여러 가지 종합검진을 하고 나니 그 결과는 모두 좋았습니다.

그래도 뭔가 믿어지지 않는다고 의사 선생님께서 말씀하시고 자기 검사실에서 착오를 일으킬 수 있다고 다시 내려가서 체크를 해봐야겠다고 하셨습니다. 다시 검진한 결과 계속 출혈이 있을 것 같은 가능성을 배제하지 못해 수술은 하지 않았습니다. 그러나 나중에는 저의 독촉과 설득으로 결국 수술을 하였습니다. 그 결과는 매우 좋았습니다.

지금 인터페론이 기적의 약이라고 하지마는 그것은 방사선 치료와 수술요법을 함께 겸용하여 몇 가지 암에 쓸 수 있는 약일 뿐이라고 하셨습니다. 현재 현대의학에서 많은 것을 연구하고 또 실현단계에 있지만 암에 걸린 사람이 현대의학의 발달과 비례로 적용되기에는 생명이 기다려 주지 않는 것 같습니다.

돌이켜 생각해 보니 1개월 가까이 몸져누웠던 남편, 그런 간격을 두고 아버지, 큰오빠, 둘째 오빠의 죽음에 큰 충격을 받았었고 시누이와의 마음 상함이 마음의 조화를 깨뜨리고 생활의 리듬을 깨뜨려서 백혈병의 발병요인이 되지 않았나 생각이 됩니다.

둘째 오빠가 고려병원에서 돌아가셨는데 둘째 오빠는 항상 간장약을 복용하고 계셨습니다. 돌아가신 후에 주머니 속에서 간장약이 나왔습니다. 그 후 1개월간 심한 과로로 인해 제가 병원에 입원하게 되니 그게 바로 백혈병이라는 병이었습니다. 그러자 저희 집에선 줄초상이 난다고 했습니다.

영화 '러브 스토리', '에딕의 짧은 청춘'은 주인공이 모두 백혈병이었으며 현대의학이 속수무책이었던 영화였습니다. 작년 MBC TV 에서 미국의 실제 암환자가 자기의 투병생활을 친구 카메라에 담게 했던 것을 본 기억이 납니다. 그때는 현대의학이 최선을 다한 케이스 였으나 암의 전이로 여러 번의 수술도 보람 없이 죽어가는 것을 보면 서 저는 자연식을 생각했고 기 회장님을 생각했습니다.

저는 발병 전보다 좋아진 점이 많습니다. 저는 자주 입술 안이 허 옇게 구멍이 뚫리면서 헐고 그랬습니다. 그래서 비타민 C가 부족하 다 해서 약을 사다먹곤 했습니다. 하지만 지금은 그런 증상이 전혀 없습니다.

자연식을 하는 동안 저는 한번도 감기에 걸리지 않았습니다. 요즘 유행했던 방콕 A형 독감도 저에겐 접근조차 하지 않아 모르고 지냈 습니다. 그리고 심한 고통을 받았던 치질도 거의 완쾌되었고 불면증, 차멀미도 사라졌습니다. 소변이 아주 탁했었는데 지금은 아주 맑고 좋습니다. 그 외에 여러 가지가 호전되었습니다.

아이들도 감기에 걸리지 않습니다. 아파서 병원에 간 적도 없습니 다. 아이들이 여름에 모기에 물렸을 때 즉시 네거티브요법으로 물린 자리에 부항기를 붙이면 그 자리가 금방 까맣게 되고 가렵지가 않아 요. 그래서 아이들도 어디든지 아프면 다투어서 네거티브요법을 해 달라고 졸라대곤 합니다.

제 병을 간호하러 오셨던 시어머님께서 약을 잡수시고도 견딜 수 없었던 신경통이 네거티브요법을 8일간 받으시고 약을 복용하지 않 고도 견디실 수 있을 만큼 호전되었습니다. 또 고혈압인 남편도 이제는 한시름 놓게 되었습니다. 이것이 흔히 말하는 '전화위복'이 아니고 무엇이겠습니까.

발병 전의 생활은 건강을 위한답시고 거의 매일 육식을 했으며 활성 비타민제, 영양제, 소화제, 치질약, 진통약 등등 약이란 약은 다 구비해놓고 생활하지 않으면 견딜 수 없는 생활이었습니다.

한 가지 병이 조금 나으려고 하다 또 다른 병이 찾아오고 연중 병에서 헤어나지 못하던 그런 생활이었습니다. 현대의학에서 속수무책인 암을 현대의학의 입장에서 보면 우스울 정도의 원시적인 방법으로 고쳤다는 게 믿어지지 않겠지요.

이제는 혈색이 좋아졌고 1979년 가을부터 가사일을 하고 있습니다. 저는 만나는 친지마다 자연식의 필요성을 강조하고, 어떠한 병이라도 네거티브요법으로 혈액을 깨끗이 함으로써 나을 수 있다고 말하고 있습니다. 또 여러 분에게 책을 권하기도 하고 빌려주기도 했습니다. 그리고 상담을 원하는 분은 기 회장님을 찾아가게 했습니다.

진리는 우리 주변에 있는 것입니다. 아무리 좋은 방법도 믿지 않고 실천하지 않으면 무슨 소용이 있겠습니까. 저는 이해했고 신념을 가졌으며 실천했습니다. 저의 친척들은 처음엔 안타까워하면서 주목했는데 지금은 그들도 실천하고 있습니다.

이렇게 말씀드리면 자연식을 하면 하루아침에 암이라든지 백혈병이 금방 나을 것 같지만 저는 그동안 많은 어려움을 겪었으며 자연식을 하지 않는 동안은 병원에 뛰어가지 않으면 안 될 급박한 상황에 처해 있을 때에도 조식 폐지만 한 게 아니라 점심까지 거르면서 기

회장님이 일러주신 대로 기아요법을 하려고 애썼습니다.

저는 힘든 날마다 네거티브요법을 꼭 했습니다. 이 요법은 정말 많은 위안을 주었습니다. 견딜 수 없는 고통에 처해 있을 때 네거티브요법을 하면 편안한 어떤 상태로 돌아와서, 저의 집에서는 없어서는 안 될 귀중한 것이 되었습니다.

전 세계적으로 자연을 보호하자는 움직임이 많이 일고 있습니다. 문명의 발달로 대기와 물이 오염되었고 도처에 산업폐기물이 쌓여 있는데 이 모든 것이 자연의 균형을 깨뜨린다고 보고, 어떤 소극적인 자세에서 벗어나 자연의 생태학 그대로 보존하자는 학자들도 많은 줄 압니다.

우리 인체도 오염된 대기와 물의 영향을 받고 있습니다. 그리고 분해되지 않는 화학물질이 체내에 쌓이게 되면 이것이 균형을 깨뜨려 병들게 한다고 생각합니다. 이것을 화학약제로 고치기보다는 본래대로 환원시켜 자연치유력에 역점을 두는 것이 진정한 치료법이라는 것을 말씀드립니다.

방사선을 발견해서 노벨상을 받았던 퀴리 부인도 방사선의 해독으로 인하여 백혈병으로 목숨을 잃었습니다. 지금 세계에서는 하루에 3만 명, 1년에 700만 명이 암으로 죽어간다고 합니다.

혼자서 자연식을 하기에는 현실적으로 여간 어려운 게 아닙니다. 하이타이로 씻은 백삼, 또 비닐로 만든 순대, 색소, 향료, 방부제 등을 영원히 식탁에서 추방하여 누구나 맘 놓고 자연식을 하는 날이 빨리 오면 그만큼 빨리 만성병은 사라진다고 봅니다.

또 농약과 비료를 투여한 대량 생산의 원인이 식량 부족에 있다면 과식하지 말아야죠. 조식 폐지도 권합니다. 그러면 2분의 1에서 3분의 1 이상의 식량이 절약되고 건강이 좋아지리라 생각됩니다.

여러분 자연식을 합시다. 그리고 네거티브요법을 합시다. 약을 적게 먹으며 화학조미료를 비롯한 가공식품을 일절 먹지 맙시다. 육식을 적게 하며 주로 현미·채식을 하고 과식을 하지 맙시다. 또 신선한 공기와 물을 마시며 매일 자기에게 알맞은 운동을 하고 스트레스를 해소합시다. 그러면 암은 예방될 뿐만 아니라 치료될 수 있다고 생각합니다.

이 자리를 빌려 생명의 은인이신 기준성 회장님께 깊은 감사를 드리고 싶습니다. 절망에 빠진 저를 위하여 몸과 마음을 다해서 힘써준 남편에게도 감사를 드리고 싶습니다. 그리고 저를 물심양면으로 도와주신 친지들과 여기에 모이신 자연식동호회 회원들과 함께 기쁨을 나누고 싶습니다. 감사합니다.

3장

기준성(奇埈成) 회장의
암 자연건강법
어록(語錄)

1 암! 다정한 친구 대하듯 순리로 다스리면 치유된다

암은 어떤 경우나 국소병이 아닌 혈액 오염에 의한 전신질환으로서 환부만 수술해서 완치되는 병이 아니다. 이제까지의 잘못된 생활 방식을 바꾸고 몸의 자연성을 회복하면 자연치유도 어렵지 않다.

암을 마치 나를 괴롭히는 원수로 여기고 적대적인 공격을 하면 걷잡을 수 없이 흉포해지기도 한다. 그러나 나의 잘못된 삶의 방식을 일깨워주는 다정한 친구 대하듯 마음을 열고 암과 대화를 시도하면 다시 없이 온순하게 치유 기전(機轉)에 협력, 동참하는 귀여운 신생물이 되기도 한다.

2 발암의 원인! 스트레스와 잘못된 식생활에 있다

우리 몸에서는 하루에도 수천 개의 암세포가 생성, 소멸하지만 그렇다고 누구나 암에 걸리는 것은 아니다. 암세포를 제어하는 백혈구, 림프구 등 면역세포가 내 몸 안에 있기 때문이다.

불안, 갈등, 증오심으로 스트레스가 쌓이면 면역시스템이 흐트러져 발암의 호발조건이 된다.

네거티브요법은 피를 맑게 하고 면역세포를 활성화하여 암 예방과 치료에도 효과가 있는 것이다. 식생활에서 육식과 가공식, 삼백식(백미·설탕·화학조미료)을 금하고 현미, 채식 등 자연식을 실천하면 몸

과 마음이 정화(淨化)된다. 잘못 길들여진 미각의 노예가 되지 말아야
한다.

3 암은 네거티브요법으로 치유가 된다

질병을 다스리는 두 가지 방법이 있다.

하나는 더해주는(+) 치료법으로 약물, 주사, 고단백 영양식 등 질병
을 외부에서 공격하는 '포지티브요법 = 현대의학' 이고, 다른 하나는
덜어주는(-) 방법으로 단식, 자연식, 부항, 명상법 등으로 체내의 잉
여영양분과 독을 제거하여 자연치유의 기전을 여는 '네거티브요법 =
자연의학' 이다.

암을 비롯한 현대병은 모두 과식, 과로, 환경오염 등 지나치게 더
해주는 생활이 발병요인이 되고 있는데 거기에 또 더해주는 치료는
병을 더욱 악화시킬 뿐이다. 암 완치를 위한 치료법은 마땅히 네거티
브요법이라야 한다. 암(癌)이란 글자는 많은 먹거리, 즉 식품(食品)을
산(山)처럼 먹어서 생기는 병이다.

4 암! 성격의 변화로 치유의 계기가 된다

암에 걸리는 사람의 성격에는 몇 가지 공통점이 있다.

외곬성격에 아집이 강하고 병적일 만큼 결벽증이 있거나 매사 완벽주의를 요구하는 사람으로서 감정처리가 서툴러 대인관계가 원만치 못하여 남을 피곤하게 하는 타입이다.

또 편식하는 습관이 있으며 평소 약물 복용 등을 많이 하고 내성적이며 폐쇄적인 성향을 가지고 있다. 혈액형으로는 A형, AB형이 잘 걸리는 편이다.

이러한 사람이라고 해서 다 암에 걸리는 것은 아니지만 무절제한 생활습관과 심리적인 좌절감 등으로 스트레스에 의해 면역력이 현저히 저하될 때 발병이 촉발되는 것이다.

그러므로 발암의 원인을 스스로 점검해 보고 인생을 바꾸는 노력이 필요하며 면역력을 부활, 활성화시키는 방법을 실천하면 자연치유의 길이 열린다.

⑤ 암! 철저한 정혈(淨血), 정장(整腸)으로 치유가 가능하다

암세포를 죽이는 것만으로 암은 결코 낫지 않는다. 암이란 혈액이 극도로 오염된 나머지 발생하는 비상 정화조의 역할과 같은 적응반응이기 때문에 암세포를 소탕하기에 앞서 철저히 정혈(淨血), 정장(整腸)으로 혈액성상을 정상화시키고 면역시스템을 되돌려놓기만 하면 치료가 아닌 치유가 가능한 것이다.

⑥ 기아요법의 원리, 영양공급이 암세포를 키운다

병원에서 수술은 성공적이었는데 사람은 죽었다는 예도 있다. 수술이 잘되었으니 이제 영양을 보충하여 체력을 빨리 회복하려고 육류 등 고단백, 고칼로리식을 하면 암세포가 힘을 얻어 빨리 퍼지는 것이다.

암세포는 정상세포와 달라 엉성하면서도 빨리 자라는데 단식이나 자연식 같은 기아요법을 하면 성장이 억제되고 붕괴가 촉진된다.

⑦ 암세포는 혐기성(嫌氣性) 생물이어서 산소를 싫어한다

암세포는 혐기성(嫌氣性 : 산소를 싫어하여 공기 속에서는 잘 자라지 아니하는 성질) 세포이다. 그래서 암종양이 있는 자리는 정상세포와 달리 산소공급이 잘 안 된 무산소증의 상태가 되어있다.

따라서 환부에 산소를 풍부히 공급하는 삼림욕, 대기요법, 모래찜질, 부항요법 등이 효과가 있다. 암에 좋다는 먹거리는 모두 산소강화식품으로서 버섯종류, 마늘, 인삼, 신선초, 녹황색 야채, 율무, 김, 미역, 다시마 등이 효과가 있다.

8 　몸과 마음이 찬 사람이 암에 걸리기 쉽다

　체질이 양성에 치우치면 심장병, 고혈압에 잘 걸리고 반대로 음성이 과다한 저체온(低體溫) 체질은 암에 걸리기 쉽게 된다. 이렇듯 음양(陰陽)의 조화가 잘 되었을 때 건강한 것이고, 균형이 깨지면 병이 발생하는 것이다.

　암세포는 열에 약해서 몸 안에서 가장 체온이 낮아 냉(冷)이 있는 곳에 생긴다. 그러므로 몸과 마음은 항상 따뜻하게 하도록 한다. 환부에 수건을 깔고 전기다리미를 이용해서 뜨거운 온열요법을 해도 효과가 있다.

9 　암은 국소병이 아닌 전신성 혈액질환이다

　위암은 환부인 밥통만 도려내고 자궁암은 자궁만 적출해서 낫는 병이 아니다. 잘못 건드리면 양성종양도 악성으로 돌아 걷잡을 수 없이 흉포해진다. 그런 특성을 모르고 외과적으로 병소부만 적출하는 것은 무의미하고 원인치료와는 관계가 없다.

10 적(敵)은 밖에 있는 것이 아니라 내 안에 있다

건강이 허물어지는 것은 그 원인이 밖에 있는 것이 아니라 내 자신이 만드는 것이다. 과식과 과로, 무절제한 습관 속에서 건강을 약이나 병원에만 의존하려는 데서 병을 자초하고 더욱 키우는 것이다.

바둑에서 자충수를 두고 축구시합에서 자살골을 차 넣듯 기껏 꾀를 낸다는 것이 죽을 꾀를 쓰고 자멸하는 것과 같다.

11 코미디황제의 최후

유명 코미디언 이주일 씨가 폐암 선고를 받고 국립암센터에서 집중적인 최신 항암제요법을 투여 받았으나 효험 없이 10개월 만에 끝내 불귀의 객이 되고 말았다.

그는 병상에서 마지막 순간까지도 금연 캠페인을 벌여 사회 봉사활동을 하였는데 국가적으로도 아까운 인재의 상실이 아닐 수 없다.

만약 그가 일세를 풍미한 유명인이 아니고 병원치료를 그렇게 서둘지 않았더라면 어찌 됐을까?

암이란 그렇게 금방 악화되는 급성질환은 아니다. 만성 혈액염증성 질환으로서 손을 쓰지 않고 그대로 방치해두어도 금방 악화되지는 않는다.

주먹만한 암덩어리를 체내에 지닌 채 큰 불편 없이 10여 년씩 활동하는 사람도 있다. 또 병원에서 말기라고 포기한 상태에서 퇴원하고 집에 돌아간 후에 현미·채식을 열심히 하고서 기적적으로 종양이 자연퇴축되었다는 사람도 있다.

12 암 치료의 평균수명이 3년

미국 캘리포니아의 버클리대학 의대교수 제임스 하딩 박사는 《의료살육》이라는 책에서 전형적인 암으로서 각종 종양을 병원에서 치료를 하면 평균여명이 3년에 불과하지만 치료를 거부한 환자는 오히려 12년 6개월을 살고 있다는 충격적인 보고를 한 바 있다.

미국 국립암연구소는 매우 보수적인 기관으로 정평이 나 있는데, 최근의 발표에서는 지난 10년간 암 치료연구에 아무런 진전이 없었다고 솔직히 시인하였다.

이어서 화학적인 항암제가 종양을 일시적으로 억제하는 효과가 있지만 시간이 경과하면 암의 재발과 새로운 암 발생의 유력한 요인으로 작용하기도 한다면서 환자의 입장에서는 기존의 3대 요법에만 의존하지 말고 다른 대체요법에도 관심을 가질 필요가 있다고 대체요법의 효용성을 처음으로 인정하였다.

13 반신욕 건강법

배꼽 밑까지 하반신만 더운물(자기체온보다 3~4℃ 높게)에 들어가는 반신욕 열풍이 일대 붐을 이루고 있다. 그렇게만 계속해도 머리카락이 검어지고 10년 정도는 젊어진다는 체험자가 많다.

말기암, 중풍, 치매, 아토피에도 효과가 있다는 사례가 나오고 있다. 100일간만 열심히 실천하면 그런 간단한 방법으로도 암을 비롯한 각종 난치병이 자연퇴축되는 놀라운 일이 벌어지는 것이다.

어떤 말기암 환자는 만책(萬策)이 끊겼을 때 잠잘 때와 용변 시는 제외하고 1주일간을 온종일 온탕 속에서 반신욕을 계속한 결과 암종양이 깨끗이 사라지는 기적 같은 자연퇴축 사례도 있다.

14 암 자연퇴축의 원리

암의 자연퇴축을 연구하는 학자의 통계에 의하면, 10년 전에는 암의 자연퇴축현상이 20만 명 중에 1명꼴이었는데 지금은 약 500명 중에 1명 정도 발견된다고 한다.

그러나 암이 낫는 것은 어떤 경우이건 치료를 통해서가 아니라 대부분 자연퇴축으로 낫고 있다.

항암제, 방사선, 수술이라는 암의 3대 요법 같은 통상치료를 하는 중에 자연퇴축은 일어나지 않는다. 그 이유는 통상치료로 암종양을 일시적으로 제압할 수는 있지만 그 사람의 면역기능까지 공격하고 파괴하기 때문이다.

　생명체란 본래 스스로 복원능력과 재생능력을 갖고 있기 때문에 무리한 공격과 침습만 하지 않으면 본래의 자연치유력이 되살아날 수 있는 것이다. 이것이 바로 자연퇴축의 원리이다.

15 암의 대가들이 암으로 줄줄이 사망

　일본 국립암센터 총장 츠카모토 노리마사(塚本憲甫) 박사는 국회 청문회에서 암은 조기발견하여 조기수술하면 90% 완치가 가능하다고 증언했었다.

　그런데 그 후 자신이 위암에 걸려 조기발견, 조기수술을 하고 완치를 확신했지만 1년 만에 간암으로 전이하여 사망했다.

　공교롭게도 역대 국립암센터 총장 등 암의 대가들이 암으로 줄줄이 쓰러진 사례가 많다.

　그런 사실을 암 전문기관에서는 쉬쉬하고 할 수 없이 변명할 때는 "그것은 우연의 일치이고 암 대가들이 대부분 고령자였기 때문에 그로 인한 확률의 문제이다"라고 말한다.

　그런 논리라면 고령사회가 되면 종말인생은 모두 암으로 사망하게 된다는 말인가.

16 우리나라도 예외는 아니다

삼성의료원 초대원장 한용철(韓鏞徹) 박사와 원자력병원 초대원장 이장규(李章圭) 박사는 모두 당대의 석학으로 암 권위자였는데, 애석하게도 두 분 모두 폐암으로 작고하였다. 국가적인 인재의 손실이 아닐 수 없다.

한 박사는 평소 직설적인 말을 잘하는 분으로, 환자들에게 "의사나 병원을 너무 믿지 말라. 오진율도 많고 병원이라고 만능이 아니니 환자 스스로 자기 건강을 지켜야 한다"고 강조했었다.

한 박사가 작고하기 직전 필자를 한번 만나고 싶다고 했는데 그때 마침 일본 강연이 있어 돌아와서 만나기로 약속을 했었다. 그런데 그 사이에 그만 고인이 되어 못 만나고 만 것이 아쉽기만 하다.

한 박사는 대통령 주치의와 서울대학병원 원장을 오랫동안 역임했던 국제적으로 이름난 의학자였다. 그분의 친구인 전 헌병감이던 이규광(李圭光) 장군이 필자와도 오랜 바둑친구여서 필자의 책인 《암 두렵지 않다》를 문병 가면서 가져가 권했던 모양이다.

필자의 책이 얼마나 도움이 됐을까마는 어쨌든 읽고 나서 저자를 한번 만나고 싶다는 대석학의 마지막 소원을 못 들어준 것이 지금도 마음에 걸린다.

17 암세포는 약사여래(藥師如來)의 현신(現身)

암에 걸린 스님이 한 분 찾아왔었다. 사찰음식 공양에서는 암에 걸리지 않겠지만 마음의 스트레스가 심했던가 보다.

암세포를 무조건 원수로 여기고 조기수술, 항암요법 따위로 박살 내려고만 하지 말고 또 도망가려고도 하지 말며 오직 나의 잘못을 일깨워 주는 약사여래(藥師如來)의 현신(現身)으로 받아들이고 매일같이 감사한 마음으로 몸 안에 있는 암세포를 부처님으로 받들고 백팔배를 하라고 했다. 그렇게 100일 동안을 정진하면 반드시 자연퇴축의 기적이 생긴다.

18 오구삼살방에도 활로는 있다

상하, 전후, 좌우가 꽉 막혀 벗어날 길이 없는 궁지의 방위를 '오구삼살방' 이라고 한다. 어떠한 기득권 절대 권력이나 재물, 학력, 부모형제의 힘도 미치지 못하는 곳이다. 비로소 자신이 얼마나 무력하고 하잘 것 없는 존재인가 허울 벗은 참모습을 알게 된다.

오직 자신의 젖 먹던 힘까지 발휘할 수 있는 유일한 기회이다. 도망갈 수도 없고 타협할 수도 매달릴 수도 없는 절체절명의 사지에서 스스로를 극복하기 위한 전심, 전력의 진검(眞劍) 승부를 해야 한다.

거기에서 비로소 충무공의 임전훈(臨戰訓)에 있는 "살고자 하면 죽

을 것이요, 죽을 각오를 하면 살 것이요, 궁하면 통한다(生卽死, 死卽
生, 窮卽通)'는 말의 참 의미도 알게 되는 것이다.

19 마음속에 새겨지는 이미지는 육체를 변화시키고 종양도 퇴축시킨다

마음이 불안하고 어두운 이미지에 갇혀있으면 하는 일마다 뒤틀리
고 재수가 없다. 그러나 기쁜 마음으로 밝은 이미지를 갖게 되면 만
사가 잘 풀리고 좋은 일이 생긴다.

암환자가 밝고 즐거운 마음으로 애써 미소 지으며 "감사합니다"
하고 하루 100번씩 소리 내어 외우면 그러한 생각이 면역기능을 향
상시켜 종양도 자연퇴축시키게 된다. 마음속에 새겨지는 이미지는
바로 육체를 변화시키는 설계도가 되기 때문이다.

그래서 현명한 의사는 환자에게 희망과 용기, 꿈을 심어주는 사람
이어야 하는데 병원의 분위기는 모두 어둡고 우울한 이미지를 주어
환자에게 겁을 먹게 한다.

의사가 염라대왕의 사자도 아닐진대 어찌 남은 수명이 몇 달이라
고 감히 단언할 수 있단 말인가.

20 슈퍼 닥터 Atom의 실험

라틴아메리카에서 활약하고 있는 전설적인 슈퍼 닥터 아톰(Atom, 본명 이노우에 마코토, 60세)을 도쿄에서 만났을 때 "당신이 만약에 암에 걸렸다면 어떻게 하겠는가?"라고 질문을 했더니 그는 이렇게 대답하였다.

"오, 하나님 감사합니다. 나에게도 드디어 그런 절호의 찬스를 주시다니요. 그동안 자연의학을 그렇게 많이 떠들고 다니고 스스로 병을 낫게 하는 방법을 수없이 가르쳐 왔지만 내 자신은 그러한 체험을 하지 않았기 때문에 언제나 떳떳치 못한 미안한 감을 마음속에 갖고 있었습니다. 이제야말로 자신을 생체실험의 대상으로 할 수 있으니 얼마나 당당합니까. 내가 암에 걸린 시점으로부터 6개월 안에 반드시 완치하고 말겠습니다. 그 방법으로는 한국의 부항요법, 요료법, 현미·채식을 통해서 근치시키겠습니다."

그는 지금 라틴아메리카에서 동의부항요법을 해방의학이라고 하여 보급시키고 있는데 그쪽의 해방신학과 더불어 민중생활 공동체 의료시스템으로 정착시키고 있다.

21 부항은 해방원리의 민중의술

일본에 가서 강연할 때 "일제의 침략과 식민지 체제의 박해와 수탈을 당하면서 항상 자유와 해방을 갈구하는 한민족의 역사적 체험 속에서 내가 터득한 민중의술이 부항이다. 육체의 막힌 곳을 뚫어주고 체내 독소를 배출시키는 것이 생리적인 해방감을 느끼게 하는 정혈요법의 원리이다"라고 소개하였다.

그러한 한민족의 역사적 체험과 사상에 공감이 된다면서 일본을 비롯해 라틴아메리카 등에서는 부항이라는 한국 전래의 민중의술이 해방의학으로 회자되어 가톨릭 참여파의 해방신학과 더불어 민중운동의 새로운 지표(指標)가 되고 있다.

22 암은 사탄이 아니라 수호천사의 현신

수녀님 한분이 뜻밖에 암에 걸려 필자의 책을 보고 찾아온 일이 있다. 암은 대상을 가리지 않고 누구에게나 찾아오는 불청객이지만 역시 성직자(聖職者)가 암에 걸린 것은 모양새가 좋지 않다.

금욕(禁慾)의 계율과 엄격한 자기절제의 생활을 하는 분은 남모르게 마음고생과 스트레스가 심하여 발암의 원인이 될 수 있다.

그렇게 생긴 암종양을 무조건 나를 괴롭히는 사탄으로 여기고 수술이나 항암제 같은 공격적인 치료로 박살내려는 생각보다 주님이

보낸 수호천사의 현신(現身)으로 받아들이고 매일 감사한 마음으로 기도 드리면서 감동에 충만된 생활을 하면서 매일 자연식과 부항요법을 계속해 보라고 조언했다.

그 수녀님은 필자가 말한 대로 실천하여 희열에 넘친 감동을 체험하면서 심했던 통증이 사라지고 5개월 후에는 유방암이 감쪽같이 자연퇴축되었다.

23 병원장이 될 수 있는 자질

외국에 다음과 같은 의료 속담이 있다.

"하루 만에 나을 수 있는 병을 고작 하루에 고치면 의료인으로선 낙제생, 1주일을 끌면 초심자, 한 달을 끌어야 의사로서 어느 정도 자질이 인정되고, 1년을 끌면서 장기진료를 할 수 있어야 비로소 병원장감이라 할 수 있다."

침, 뜸, 부항 같은 전통 민중의술이 전문가 아니라도 너무도 손쉽게 속치·속효가 있어 의료상품으로는 각광받지 못하는 것도 같은 맥락이라 하겠다.

24 암세포는 열에 약한 병적인 체세포

암세포를 마치 외계생물(Alien)이 내 몸 안에 들어와서 숙주를 갉아먹는 괴물 같은 공포의 대상으로 여기는 경향이 있는데, 실은 내 몸 안에서 생긴 가장 열약한 병적인 체세포가 암인 것이다. 알고 보면 조금도 두려울 것이 없고 스스로의 의지에 의해서 얼마든지 컨트롤이 가능하다.

암세포는 산소를 싫어하고 열에 약한 특성이 있어 섭씨 45°C의 주열(注熱 : 열을 깊은 곳까지 침투시키는 것)하에서 무력해지고 붕괴가 시작된다.

그러한 용도로 고안된 원적외선 방사 미쓰이식(三井式) 주열온열기는 건강한 부위에서는 아무렇지 않는데, 병이 진행 중인 이상이 있는 곳에선 "앗 뜨거"하고 깜짝 놀랄 정도로 민감한 반응을 느껴 정확한 진단효과도 있다.

미쓰이식 온열요법은 혈액순환이 잘 안 되는 모든 증후에 효과가 있으며, 피부 표면에 가까운 병소부일수록 즉각적인 호전반응이 있음이 입증되고 있다.

25 암 자연퇴축법 지도 전수

암은 이성(理性)으로 걸리고 감성(感性)으로 낫는다.

암은 불치병이 아니다. 반드시 나을 수 있다. 치료는 안 되지만 자연치유가 되기 때문이다.

만약에 지금 말기암이라도 하루 밥 한 공기를 먹을 수 있고 2km 이상 자력(自力)으로 걸을 수 있는 힘이 남아있으면 아직 희망이 있다. 꺼져가는 생명의 불길을 다시 되살려 훨훨 타오르게 하면 된다.

'암 필승 100일 수련코스'를 실행하면 아무리 악성 종양이라도 수그러들고 기적적으로 자연퇴축시키게 된다. 끝내 감쪽같이 사라지게 하는 암 근치 완전치유법인 것이다. 이를 알면 당신은 암에 걸린 것이 불행의 씨앗이 아니라 도리어 행운의 시발점이 되는 전화위복의 계기가 될 것이다.

암 필승 100일 수련코스

자연요법 일인자 기준성 회장이 직접 지도, 전수!

바른먹거리(正食)권장풀뿌리연대
난치병을 극복하는 시민건강 自衛운동
자연식동호회 ☎ (031) 908-4567

참고문헌

저자	책명	출판사
奇埈成	네거티브요법	자연식동호회
奇埈成	사람의 먹거리	정신세계사
奇埈成	만성병을 근치하는 자연식	행림출판사
奇埈成	자연식 합시다	조선일보 연재
奇埈成	암 두렵지 않다	중앙생활사
森下敬一	血球의 起源	日本 原書
森下敬一	自然醫學의 基礎	태웅출판사
船瀨俊介	항암제로 살해당하다	중앙생활사
船瀨俊介	암에 걸리지 않는다 선언	日本 原書
船瀨俊介	먹거리 食民地	日本 原書
船瀨俊介	웃음의 免疫學	日本 原書
近藤 誠	암과 싸우지 말라	동아일보사출판국
安保 徹	免疫學 入門	日本 原書
安保 徹	體溫免疫力	日本 原書
安保 徹	免疫革命	日本 原書
進藤義晴	히에토리 냉기제거 완전 건강인생	중앙생활사
立石 和	몸에 좋은 야채수프 건강법	중앙생활사
安保 徹	암은 스스로 고칠 수 있다	중앙생활사
Andrew Weil	자연치유(Spontaneous Healing)	정신세계사
川竹文夫	암이 내게 행복을 주었다	정신세계사
月刊 雜誌	自然醫學	日本 原書
月刊 雜誌	Macrobiotique	日本 原書

기준성(奇埈成) 회장이 권장하는 자연건강식품

◎ 태양정(太陽精)

자연식운동의 일인자 기준성(奇埈成) 회장이 80평생을 갈고 닦으면서 연구 개발한 비장의 강양(强陽) 식품이다.

문명적 타성에 젖어 과로, 과식, 과보호, 운동 부족 등에 의하여 현대생활 속에서 대부분 음성과다에 의한 저체온(低體溫) 체질이 암을 비롯한 각종 생활습관병에 걸리기 쉬운 상태가 되어 있어 양(陽)을 보완하여 몸을 따뜻하게 하는 건강식품의 보완이 필요하다.

분류 : 곡과류 가공식품. 순수 자연식물성 성분에서 추출한, 체내 면역력을 활성화시키고 노폐물의 폐기 프로세스를 원활하게 만드는 각종 섬유소가 많은 물질로 되어 있다.

성분 : 발아현미, 흑미, 율무, 검정콩, 조, 검정깨. 잣, 대추, 연실, 행인, 도인(桃仁), 호박씨, 해바라기씨, 김, 다시마, 미역, 톳, 우엉, 마늘, 홍삼, 오가피, 당귀, 구기자, 숙지황, 차가버섯, 상황버섯, 꽃송이버섯, 아가리쿠스, 영지, 동충하초, 죽염, 생꿀, 키토산, 검정설탕, 감초, 어성초

제조 : 버섯균사체를 추출, 적정 온도와 습도하에서 혼합 배양하여 먹기 좋게 배합하였다. 경옥고처럼 더운물에 타 먹거나 다식처럼 먹을 수 있게 만들었다.

복용법 : 건강보조식품으로 식전, 식간에 식사대용으로 먹을 수 있다.
1회 복용량 10g, 1일 3회

◎ 마카리오스 - 발명특허품

건국대 박동기 교수팀(세포활성물질연구소)이 연구 개발한 건강식품이다.

성분 : 발아현미, 기타 발아 곡류에 상황버섯, 차가버섯, 표고버섯, 아가리쿠스, 인삼, 동충하초 균사체를 배양하여 추출한 분말 또는 환제 면역기능 활성물질

◎ 기통환(氣通丸) - 발명특허품

김철호 교수(성균관대 생명공학과), 오수진 한의사(경희한의대 출신)가 공동 개발한 건강기능식품이다.

성분 : 어성초, 창출, 당귀, 유근피, 갈근, 오미자, 도라지, 구기자, 마, 감초, 다시마 등에서 추출한 엑기스와 분말 환제

◎ 당위력(糖威力) - 한국 고래 전승 비방

성분 : 돼지감자, 홍삼, 마늘, 누에가루, 석창포, 천문동, 천화분, 오미자, 숙지황, 생지황, 감, 차가버섯, 바나바 추출물 환제

◎ 솔잎엑기스(PINE EXTRACT)

정현숙(이학박사) 조선대학교 유전공학 교수가 연구 개발한 항산화성 솔잎 착즙 원액으로 만든 면역기능 강화식품이다. 식후에 요구르트 등에 적당량 타서 마신다. 화제의 책《항암제로 살해당하다》에서도 적극 권장되고 있는 항산화제 면역기능 활성식품이다.

◎ 비파엽(枇杷葉) 엑기스

기준성(奇埈成) 회장의 요청에 의하여 조선대학교 정현숙 교수가 연구 개발한 비파잎을 주정(酒精) 순도 99% 에탄올로 추출한 엑기스이다. 사용법은 외용으로는 엑기스를 덥게 하여 타월 등에 적셔 환부에 2시간 정도 습포 온열로 훈증한다. 또 찬물에 희석하여 소량(30~50g)씩 마신다.

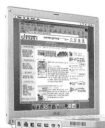

중 앙 생 활 사
중앙경제평론사

Joongang Life Publishing Co./Joongang Economy Publishing Co.

중앙생활사는 건강한 생활, 행복한 삶을 일군다는 신념 아래 설립된 건강·실용서 전문 출판사로서
치열한 생존경쟁에 심신이 지친 현대인에게 건강과 생활의 지혜를 주는 책을 발간하고 있습니다.

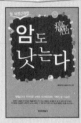

암도 낫는다

초판 1쇄 발행 | 2007년 1월 23일
초판 3쇄 발행 | 2007년 11월 25일
편저자 | 기준성(Joonseong Gi)
펴낸이 | 최점옥(Jeomog Choi)
펴낸곳 | 중앙생활사(Joongang Life Publishing Co.)

대   표 | 김용주
편   집 | 한옥수·최진호
기   획 | 박기현·박종운
디자인 | 박성현·천지연
마케팅 | 이승기·강동근
인터넷 | 김회승

출력 | 국제피알   종이 | 한림피앤피   인쇄·제본 | 태성문화사

잘못된 책은 바꾸어 드립니다.
가격은 표지 뒷면에 있습니다.
ISBN 978-89-89634-03-4(03510)

등록 | 1999년 1월 16일 제2-2730호
주소 | ㉾ 100-789 서울시 중구 왕십리길 160(신당5동 171) 도로교통안전관리공단 신관 4층
전화 | (02)2253-4463(代)   팩스 | (02)2253-7988
홈페이지 | www.japub.co.kr   이메일 | japub@naver.com | japub21@empal.com
♣ 중앙생활사는 중앙경제평론사와 자매회사입니다.

이 책은 본사에서 발행한《항암제로 살해당하다》와《암 두렵지 않다》의 일부 내용을
발췌하였으므로 좀더 상세한 내용을 원하는 독자분은 그 도서를 참고하시기 바랍니다.
※ 이 책에 쓰인 본문 종이 E라이트는 국내 기술로 개발한 최신 종이로, 기존의 모조지나 서적지보다 더욱
가볍고 안전하며 눈의 피로를 덜게끔 한 단계 품질을 높인 고급지입니다.

▶홈페이지에서 구입하시면 많은 혜택이 있습니다.

중앙 북샵 **www.japub.co.kr**
전화주문 : 02) 2253 - 4463

※ 이 도서의 국립중앙도서관 출판시도서목록(CIP)은 e-CIP 홈페이지(www.nl.go.kr/cip.php)에서
이용하실 수 있습니다.(CIP제어번호: CIP2006002921)

무병장수를 위한 자연건강생활 수칙

건강은 의(衣), 식(食), 주(住), 생각(철학)의 아름다운 실천을 통해서 자연히 얻어지는 선물이다.

의(衣) : 천연섬유인 실크(絹)나 면으로 만들어진 옷을 입는다. 특히 의복은 패션보다는 웰빙을 생각하여 속옷에 신경을 많이 쓰며 실크나 면 100%로 만들어진 천연섬유 의복을 입는다.

식(食) : 친환경적 유기농 농산물을 꼭꼭 씹어 천천히, 먹고 싶은 양의 70~80%를 먹는다.

주(住) : 화학적 반응을 통해 얻어진 건축자재를 피하고 천연재료인 흙(황토), 나무 등으로 지어진 집을 선택해야 한다. 도시 아파트에서는 실내장식이라도 천연재료를 사용하여 독성을 극소화해야 한다.

생각(철학) : 자기중심적인 생각보다는 항상 타인중심적인 생각을 하여 스트레스를 통한 독성을 최소화하고, 긍정적이고 아름다운 생각을 통해 체내·외의 항체를 극대화시킨다.

이와 같은 생활의 실천을 통해 두한족열(頭寒足熱)이 일상적인 삶 속에 자리를 잡게 되면 성인병은 퇴치되고 100세까지 건강을 유지할 수 있다. 성인병은 없다. 단, 생활습관병일 뿐이다.

🐝 한마음공동체 한마음공동체식품

전남 장성군 남면 마령리 538
* 홈페이지 : www.yuginong.co.kr
* 무농약 유기농 재배 농산물 상담 및 문의 : 1544-6275
* 휴대전화 : 017-604-1925(박웅철)